# 臨地実習・校外実習ハンドブック

より深い学びのために

編集●藤原政嘉・田中俊治・赤尾　正

## ●編者紹介

**藤原　政嘉**（ふじわら　まさよし）
大阪青山大学健康科学部名誉教授
大阪市立大学医学部附属病院栄養部主幹、大阪市立大学大学院生活科学研究科教授を歴任

**田中　俊治**（たなか　としはる）
元帝塚山学院大学人間科学部教授・学部長
市立堺病院薬剤・技術部部長を歴任

**赤尾　正**（あかお　ただし）
大阪樟蔭女子大学健康栄養学部准教授
野崎徳洲会病院、松原徳洲会病院栄養室長、大阪薫英女子短期大学生活科学科講師、大手前栄養学院専門学校管理栄養学科准教授、大手前大学健康栄養学部准教授を経て現職

## ●執筆者及び執筆分担（五十音順）

| 氏名 | 所属 | 担当 |
|---|---|---|
| 赤尾　正（あかお　ただし） | 前出 | 1章2〜4節、2章1節、3章2節、巻末資料 |
| 井上　範之（いのうえ　のりゆき） | アイエヌ栄養企画 | 2章2・4節 |
| 植田　福裕（うえだ　ふくひろ） | 羽衣国際大学 | 1章1節、2章1節 |
| 菊田　千景（きくた　ちかげ） | 大阪樟蔭女子大学 | 3章1・4節 |
| 黒川　通典（くろかわ　みちのり） | 摂南大学 | 1章5節、3章3・5節 |
| 田中　俊治（たなか　としはる） | 前出 | 1章、2章1節 |
| 中野　忠雄（なかの　ただお） | 元帝塚山学院大学 | 2章1・2節 |
| 中村　清美（なかむら　きよみ） | 千里金蘭大学 | 2章5節 |
| 西田　有里（にしだ　ゆり） | 帝塚山学院大学 | 1章6〜8節、2章1・2節 |
| 西村　智子（にしむら　さとこ） | 梅花女子大学 | 2章1・2節 |
| 藤原　政嘉（ふじわら　まさよし） | 前出 | 1章、巻末資料 |
| 南野　幸生（みなみの　ゆきお） | 帝塚山学院大学 | 1章7節、2章1節 |
| 八竹　美輝（やちく　みき） | 堺市教育委員会 | 2章3節 |

## ●執筆協力者

**熊代千鶴恵**（くましろ　ちづえ）　元奈良女子大学

# はじめに

　改正栄養士法が2002（平成14）年4月に施行され、新カリキュラムでの管理栄養士・栄養士の養成が始まり12年が経過した。

　カリキュラム改正の主旨は、「高度な専門的知識及び技術を持った資質の高い管理栄養士の養成を図ることを目的として、①管理栄養士として必要な知識及び技術が系統的に修得でき、養成施設が教育内容の強化並びに効果的な教育をねらいとしたカリキュラム編成に積極的に取り組めるよう、カリキュラムの体系化を図る。②栄養評価・判定に基づく適切な指導を行うための高度な専門的知識及び技術全般を習得できるよう、臨床栄養を中心とした専門分野の教育内容の充実、演習や実習の強化を図る。③専門分野の教育内容の充実強化に対応できるよう、教員に関する事項とともに、施設・設備の改正を行う。また、管理栄養士、栄養士養成カリキュラムの整合性を図りつつ、それぞれの専門性を明確にするため、管理栄養士養成施設とともに、栄養士養成施設のカリキュラム等についても改正を行うこととした」とされている。

　これにより、管理栄養士の専門分野が明確にされるとともに、各養成施設の独自性を活かした科目の構築が可能になった。また、管理栄養士・栄養士養成の主な専門分野教育は管理栄養士が担当し、管理栄養士養成における校外実習は「臨地実習」と呼称が変更され、実習内容の大幅な充実・強化が図られたことを受け、（公社）日本栄養士会と（一社）全国栄養士養成施設協会は「臨地・校外実習の実際―改正栄養士法の施行にあたって―」を作成し、さらに2013年、2014年には時代の変化とともに修正・加筆されている。

　栄養評価・改善のプロセスや行動変容などの基本的なスキルに加え、社会の一員として専門職である管理栄養士・栄養士が身につけるべき一般常識や職業倫理観なども習得することが必要で、臨地実習や校外実習は、体験型学習として重要な機会となる。

　本書は、これらを踏まえて、期間の限られた臨地実習・校外実習を実習生にとってより深い学びの機会にするため、実習生としての責務はもとより、実習の計画から記録・評価について理解できるよう配慮した。

　なお、至らぬ点に関しては、ご活用の皆様方のご意見をいただき、内容の充実を図りたい。

　最後に本書の出版に際し、多大な尽力とご配慮をいただいた株式会社みらい、並びに株式会社みらい安田和彦氏に深く感謝申し上げる。

2025年2月

編者一同

# もくじ

## 第1章 配属実習が始まる前に

### 第1節 臨地実習・校外実習とは —————————————— 9
1. 臨地実習と校外実習の目的 …………………………………… 9
2. 臨地実習・校外実習の種類と単位数 ………………………… 10
3. 実習の種類別（科目別）の教育目標 ………………………… 11
4. 臨地実習・校外実習の基本的な流れ ………………………… 12

### 第2節 配属実習までの流れ —————————————— 12

### 第3節 実習生としての責務 —————————————— 13
1. 実習にあたっての心構え ……………………………………… 13
2. 職業倫理と守秘義務 …………………………………………… 14
3. 健康・衛生面の自己管理 ……………………………………… 15
4. 基本的な態度・姿勢 …………………………………………… 16
5. 利用者との関わり ……………………………………………… 18
6. 職員との関わり ………………………………………………… 18
7. 緊急時の対応 …………………………………………………… 18
8. 実習受け入れ協定書（覚書）と誓約書 ……………………… 19

### 第4節 調理作業中の注意点 —————————————— 19

### 第5節 実習計画書の作成 —————————————— 20
1. 実習計画書の意味と作成のポイント ………………………… 20
   1── 実習計画書とは ／20
   2── 実習計画書の作成のポイント ／20
   3──「私にとっての実習の意義」を考える ／22
   4── 私にとっての「実習テーマ」「具体的達成課題」を考える ／22
   5── 事前学習に取り組み、成果をまとめる ／23
2. 実習施設の事前学習（事前調査）の方法 …………………… 24
   1── 実習施設の情報をバランスよく収集するための観点 ／24
   2── マクロレベル、メゾレベル、ミクロレベルでの実習施設の調査・分析 ／25
3. 実習テーマ・具体的達成課題の取り組み方 ………………… 27
   1── 実習テーマ・具体的達成課題の取り組みの流れ ／27
   2── 実習テーマの例 ／30
   3── 配属実習中の「気づき」 ／31

### 第6節 実習施設への事前訪問 —————————————— 33
1. 事前訪問の目的 ………………………………………………… 33
2. 電話での事前訪問の依頼の仕方 ……………………………… 33
3. 事前訪問で確認すること ……………………………………… 34

### 第7節 記録の意味と実習日誌の書き方 ———————————— 36
1. 実習日誌とは …………………………………………………… 36
2. 実習日誌を書く際の留意点 …………………………………… 36
3. 実習日誌に記録する内容 ……………………………………… 37

### 第8節 反省会 —————————————— 38

# 第2章 主な施設・機関の実習内容

## 第1節 病院・介護老人保健施設での実習 ―― 41

### 1 病院・介護老人保健施設での実習内容と日程 ―― 41
1── 病院・介護老人保健施設での主な実習内容 ／41
2── 病院・介護老人保健施設での実習日程例 ／42

### 2 病院の特徴 ―― 42
1── 病院の目的と類型 ／42
2── 食事療養を担当する部門の組織 ／43
3── 病院の管理栄養士・栄養士の主な業務と役割 ／43
4── チーム医療 ／45
5── 栄養管理体制の基準 ／46
6── 病院における栄養管理の概要 ／46
7── 栄養障害の評価指標 ／48
8── 栄養補給に関する事項 ／54
9── 栄養食事指導（栄養食事相談） ／57

### 3 介護老人保健施設の特徴 ―― 60
1── 介護老人保健施設の概要 ／60
2── 介護保険施設における栄養ケア・マネジメントの実務 ／62
3── 食事の提供に関わる留意点 ／62

## 第2節 社会福祉施設での実習 ―― 67

### 1 社会福祉施設での主な実習内容 ―― 67

### 2 社会福祉施設の特徴 ―― 67
1── 社会福祉施設の種別 ／67
2── 入所者にとっての施設と食事 ／68
3── 利用者の個別性に配慮した計画 ／69

### 3 高齢者・介護福祉施設の特徴 ―― 69

### 4 児童福祉施設の特徴 ―― 70
1── 保育所の概要 ／71
2── 保育所給食の目標 ／72
3── 保育所における管理栄養士・栄養士の役割 ／72
4── 保育所の栄養・食事管理 ／73
5── 認定こども園の概要 ／76

## 第3節 学校での実習 ―― 77

### 1 学校での実習内容と日程 ―― 77
1── 学校での主な実習内容 ／77
2── 学校での実習日程例 ／78

### 2 学校給食の特徴 ―― 79
1── 学校給食の目的と目標 ／79
2── 調理場方式、給食の形態、食事環境 ／80
3── 給食費 ／80
4── 学校給食の献立作成上の留意点 ／80
5── 学校給食を活用した食に関する指導 ／80

### 3 学校給食の対象者を理解するための留意点 ―― 82

### 4 栄養教諭・学校栄養職員（管理栄養士・栄養士）の主な業務と役割 ―― 82

## 第4節 事業所での実習 ―― 83

### 1 事業所での実習内容と日程 ―― 83
1── 事業所での主な実習内容 ／83
2── 事業所での実習日程例 ／84

## 2　事業所給食の特徴 ……………………………………………………………………………85
1──事業所給食の目的　／85
2──運営形態　／85
3──給食費と精算方式　／85
4──経営管理　／85
5──栄養管理　／85
6──食事管理　／86

## 3　事業所給食の対象者を理解するための留意点 …………………………………………86

## 4　事業所の管理栄養士・栄養士の主な業務と役割 ………………………………………86

# 第5節　保健所・保健センターでの実習 ─────────────────────87

## 1　保健所・保健センターでの実習内容と日程 ……………………………………………88
1──保健所・保健センターでの主な実習内容　／88
2──保健所・保健センターでの実習日程例　／88

## 2　保健所・保健センターの業務の理解 ……………………………………………………88

## 3　行政栄養士の主な業務と役割 ……………………………………………………………88
1──行政栄養士とは　／88
2──地域における行政栄養士による健康づくり及び栄養・食生活の改善について　／91

## 4　対象となる地域及び地域住民の特性の理解 ……………………………………………91

# 第3章　配属実習を終えてから

## 第1節　事後学習の目的──実習体験の振り返り、意味づけ ─────────────95

## 第2節　実習施設への礼状 ───────────────────────────96

## 第3節　具体的達成課題の自己評価 ──────────────────────97
### 1　自己評価の留意点 …………………………………………………………………………97
### 2　自己評価の方法 ……………………………………………………………………………98

## 第4節　実習報告書の作成 ───────────────────────────98
### 1　実習報告書とは ……………………………………………………………………………98
### 2　実習報告書にまとめる内容 ………………………………………………………………99
### 3　実習報告書を書く際の留意点 ……………………………………………………………99

## 第5節　実習報告会 ──────────────────────────────99
### 1　実習施設での報告会 ………………………………………………………………………99
### 2　養成施設での報告会 ………………………………………………………………………100
### 3　報告会の準備 ………………………………………………………………………………101

資料1：管理栄養士・栄養士倫理綱領　／103
資料2：主な医療用語　／104
資料3：略語一覧　／105

参考文献　／107

# 第1章
# 配属実習が始まる前に

## 第2章
## 主な施設・機関の実習内容

## 第3章
## 配属実習を終えてから

# 第1節 臨地実習・校外実習とは

## 1 臨地実習と校外実習の目的

　文部科学省・厚生労働省の通知によれば、管理栄養士養成課程において臨地実習を行う目的は、「実践活動の場での課題発見、解決を通して、栄養評価・判定に基づく適切なマネジメントを行うために必要とされる専門的知識及び技術の統合を図り、管理栄養士として具備すべき知識及び技能を修得させること」とされています（図1-1）。また、栄養士養成課程において校外実習を行う目的は、「給食業務を行うために必要な給食サービス提供に関し、栄養士として具備すべき知識及び技能を修得させること」とされています（図1-2）。

　「臨地実習」「校外実習」は、管理栄養士・栄養士の実践科目として重要な位置を占めています。特に管理栄養士業務は、従来の献立・食品・栄養成分といったモノ中心の業務から、実際に生活し、人間の自立した食生活や健康を維持するための栄養ケアを支援するという、ヒトを中心とした業務への転換が図られており、臨地実習はその実践能力を身につけるための重要な役割をなす科目となっています。

---

**臨地実習の学習目標（知識・態度・スキル）／行動目標**

**専門的知識と技術の統合**
（養成施設で修得した様々な知識や技術を使う・観察する）

- 栄養・給食部門業務の全体像の概略を把握する。
- 食事の提供場面、喫食者の食事場面を観察する。
- 実際にどのような健康管理・栄養管理が行われているかを実習する。
- 実践体験から健康・栄養食事指導に必要な能力とはどのようなものかを学ぶ。
- 栄養評価・判定について実習する。
- 地域社会の栄養問題の必要性を知り、事業を実習する。
- 食事サービスによる栄養管理と経営管理のマネジメント方法について学び、他部署・部門、他職種との連携をはかる。

**課題発見（気づき）・問題解決**
（実習施設での気づき）

- 業務上の問題点や課題があることに気づく。
- 個人の多様性や喫食者ニーズの変化に気づく。
- 予定外や予想外の出来事や要求に臨機応変に対応する必要があることに気づく。
- 栄養摂取状況から栄養管理を必要とする人が多いことに気づく。
- 問題点や課題への取り組みの重要性に気づく。
- 管理栄養士・栄養士業務の重要性に気づく。

**臨地実習の目的**

実践活動の場での課題発見、解決を通して、栄養評価・判定に基づく適切なマネジメントを行うために必要とされる専門的知識及び技術の統合を図り、管理栄養士として具備すべき知識及び技能を修得させること。

**図1-1　臨地実習の目的及び学習目標／行動目標**

出所）日本栄養士会・全国栄養士養成施設協会編『臨地実習及び校外実習の実際（2014年版）』p.6を一部改変

─── 校外実習の学習目標（知識・態度・スキル）／行動目標 ───

**専門的知識と技術の統合**
（養成施設で修得した様々な知識や技術を使う・観察する）

- どのような法律に基づいて給食が提供されているかを学ぶ。
- 献立の作成から栄養・食事管理、給食の提供までの一連の業務に必要な知識と技術を学ぶ。
- 大量調理の特性と留意点を知り、生産（調理）作業にどのように反映されているかを学ぶ。
- 衛生管理が給食の現場で具体的にどのように実施されているかを学習し、体験する。
- 給食運営を行うための施設・設備管理、作業領域について学ぶ。

**課題発見（気づき）・問題解決**
（実習施設での気づき）

- 給食は施設の目的、対象者の特性に応じて実施されていることに気づく。
- 給食の計画では、考慮すべき点が多岐にわたっていることに気づく。
- 業務が、計画通りに進まないことが多いことに気づく。
- 給食施設のレイアウトが作業動線や衛生管理などの理にかなったものであることに気づく。
- 時間内に処理することの難しさと現場従事者の工夫などについて気づく。
- 衛生管理の徹底がいかに難しいかに気づく。

─── 校外実習の目的 ───

給食業務を行うために必要な給食サービス提供に関し、栄養士として具備すべき知識及び技能を修得させること。

**図1-2　校外実習の目的及び学習目標／行動目標**
出所）図1-1に同じ　p.7を一部改変

## 2　臨地実習・校外実習の種類と単位数

　臨地実習には「臨床栄養学」「公衆栄養学」「給食経営管理論」があり、校外実習には「給食の運営」があります。臨床栄養学は病院などの医療提供施設において1単位、公衆栄養学は保健所・保健センターにおいて1単位、給食経営管理論及び給食の運営は特定給食施設（病院、福祉施設、事業所、学校など）で各々1単位を履修するのが一般的です（表1-1）。履修方法は、各養成施設で異なりますが、管理栄養士養成課程では、給食の運営（校外実習）の1単位を含めて合計4単位以上を取得するように組み合わせます。また、栄養士養成課程では、給食の運営について1単位以上を取得します。なお、1単位の時間数は、文部科学省

表1-1　実習単位の配分例

|   | 臨床栄養学（病院等） | 公衆栄養学（保健所・保健センター） | 給食経営管理論 病院 | 給食経営管理論 福祉施設 | 給食経営管理論 事業所等 | 給食の運営 病院 | 給食の運営 福祉施設 | 給食の運営 事業所等 | 合計単位 | 備考 |
|---|---|---|---|---|---|---|---|---|---|---|
| A | 1 | 1 | 1 |   |   |   | 1 |   | 4 | 医療・福祉を中心 |
| B | 1 | 1 |   | 1 |   |   |   | 1 | 4 | 施設の種類を重視 |
| C | 1 | 1 |   |   | 1 |   |   | 1 | 4 | 事業所・学校等を重視 |
| D | 1 | 1 | 1 |   |   | 1 |   |   | 4 | 医療提供施設に重点 |

注1）Dは、病院を実習の場として3単位をあてた場合。
　2）管理栄養士養成施設の実習生が校外実習（給食の運営）を受ける場合は、実習施設に管理栄養士が専従していなくてはならない。
出所）図1-1に同じ　p.13をもとに作成

令「大学設置基準」の規定によれば、30～45時間までの範囲で大学が定めることとなっており、さらに厚生労働省通知「栄養士養成施設指導要領」によれば、原則として45時間をもって1単位とすることが望ましいとされています。

## 3 実習の種類別（科目別）の教育目標

　文部科学省・厚生労働省の通知によれば、臨地実習の内容は、第1項で述べた臨地実習の目的の達成に資するよう、「臨床栄養学」「公衆栄養学」「給食経営管理論」の各教育目標に則し、かつ専門的な知識及び技術の統合を図ることに留意した実習内容とすることと定められています。また、校外実習の内容は、「給食の運営」の教育目標に則し、給食業務の概要について理解するとともに、給食計画を含め、給食の実務の実際について理解することに留意した実習内容とすることと定められています。

　各科目の教育目標は以下のとおりです。特に「給食経営管理論」と「給食の運営」の両科目については混同することなく、それぞれの科目の教育目標にしたがって実習内容を組み立てるように注意しましょう（図1-3）。

### ■1 「臨床栄養学」の教育目標

- 傷病者の病態や栄養状態の特徴に基づいた栄養ケアプランの作成、実施、評価に関する総合的なマネジメントの考え方を理解する。
- 具体的な栄養状態の評価・判定、栄養補給、栄養教育、食品と医薬品の相互作用について修得する。特に各種計測による評価・判定方法やベッドサイドの栄養指導などについては実習を活用して学ぶ。
- 医療・介護制度やチーム医療における管理栄養士の役割について理解する。
- ライフステージ別、各種疾患別に身体状況（口腔状態を含む）や栄養状態に応じた具体的な栄養管理方法について修得する。

### ■2 「公衆栄養学」の教育目標

- 地域や職域などの健康・栄養問題とそれを取り巻く自然、社会、経済、文化的要因に関する情報を収集・分析し、それらを総合的に評価・判定する能力を養う。
- 保健・医療・福祉・介護システムの中で、栄養上のハイリスク集団の特定とともにあらゆる健康・栄養状態の者に対し適切な栄養関連サービスを提供するプログラムの作成・実施・評価の総合的なマネジメントに必要な理論と方法を修得する。
- 各種サービスやプログラムの調整、人的資源など社会的資源の活用、栄養情報の管理、コミュニケーションの管理などの仕組みについて理解する。

### ■3 「給食経営管理論」の教育目標

- 給食運営や関連の資源（食品流通や食品開発の状況、給食に関わる組織や経費など）を総合的に判断し、栄養面、安全面、経済面全般のマネジメントを行う能力を養う。
- マーケティングの原理や応用を理解するとともに、組織管理などのマネジメントの基本的な考え方や方法を修得する。

| 「給食経営管理論」臨地実習 | 「給食の運営」校外実習 |
|---|---|
| 給食全般のマネジメントができるように視野を広げ、特定の業務を深く探求する実習。例えば、喫食状況の把握、栄養・食事管理、食材料管理、生産（調理）作業の分析、衛生管理、従業員への衛生教育、経営分析等を通して課題を発見し、問題解決策を検討するなどが考えられる。 | 給食の運営に必要な給食費、献立作成、材料発注、検収、食数管理、調理作業、配膳などの基本的業務に関する実習。 |
| 給食システムの解説と見学 | 給食システムの解説と見学 |
| ↓ | ↓ |
| 実習テーマの設定 | 献立作成 |
| ↓ | ↓ |
| 実習テーマの計画づくり | 食数管理 |
| ↓ | ↓ |
| 実習テーマへの取り組み | 食材料管理 |
| ↓ | ↓ |
| 実習テーマのまとめ、整理 | 調理、配膳、下膳 |
| ↓ | ↓ |
| 検討、意見交換 | 検討、意見交換 |
| ↓ | ↓ |
| 発表会 | 発表会 |

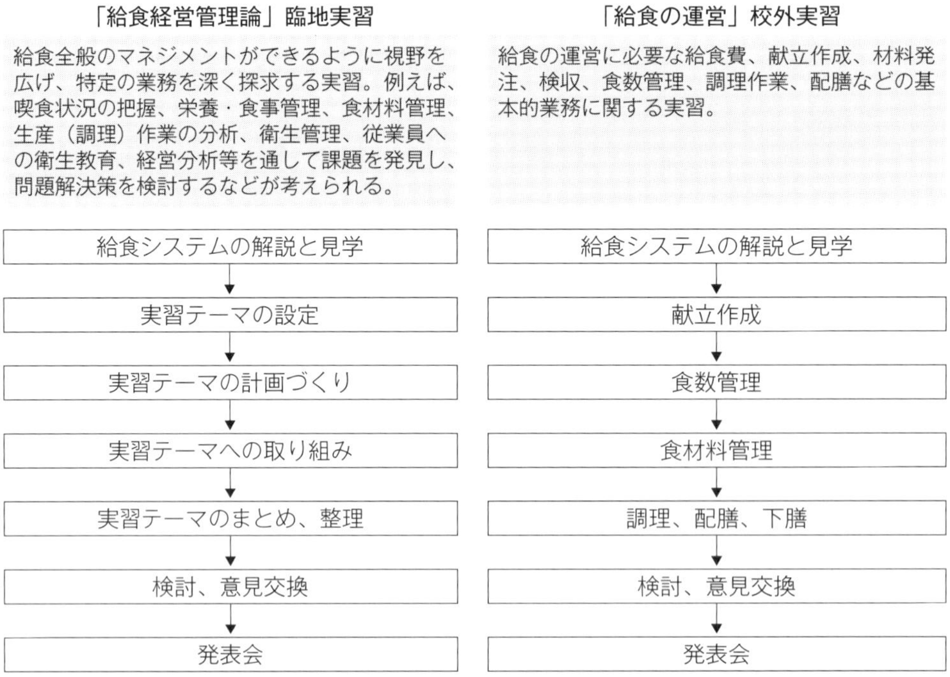

図1-3 「給食経営管理論」臨地実習と「給食の運営」校外実習の組み立て（例）

出所）図1-1に同じ　p.26

### 4 「給食の運営」の教育目標

- 給食業務を行うために必要な、食事の計画や調理を含めた給食サービス提供に関する技術を修得する。

## 4 臨地実習・校外実習の基本的な流れ

臨地実習・校外実習は、基本的に事前学習、配属実習、事後学習の3段階に分けられます（図1-4）。また、これまで養成施設で学んだ基礎分野、専門基礎分野、専門分野の講義科目、演習・実習科目は、あくまで臨地実習・校外実習を行うための基礎学習です。基礎学習のうえに臨地実習・校外実習が成り立っています。

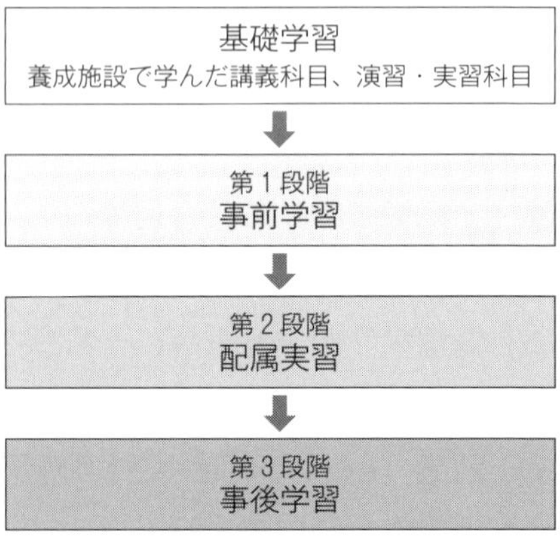

基礎学習
養成施設で学んだ講義科目、演習・実習科目
↓
第1段階
事前学習
↓
第2段階
配属実習
↓
第3段階
事後学習

図1-4 臨地実習・校外実習における学習の基本的な流れ

# 第2節 配属実習までの流れ

養成施設での事前指導から配属先の施設・機関（以下「実習施設」）での実習（配属実習）が始まるまでの基本的な流れは、図1-5のとおりです。取り組み方は養成施設によって様々ですが、主に総合演習の時間に行われます。臨地実習・校外実習を有意義な学びの機会とするためには、配属実習が始まるまでの期間がたいへん重要です。自分自身の実習テーマをもって主体的に取り組み、養成施設で学んできたことが実践の場で活かせるようにしっかり準備

## 養成施設での事前指導・教育

- 臨地実習・校外実習の意義と目的の理解
- ゲスト講師の講義による実習施設や管理栄養士・栄養士業務についての理解
- 管理栄養士・栄養士をめざす動機、実習に臨む動機の明確化

## 実習施設の決定【3～6か月前】

- 実習希望先の選択
- 実習依頼の手続きと実習施設の確定
- 実習受け入れ協定の締結(実習指導者、実習生、担当教員の三者の関係の開始)

## 事前学習

- 実習にあたって身につけておくべきことの確認〔マナー、一般常識、基礎学習(養成施設での講義科目、演習・実習科目の内容)の習得〕
- 実習施設の調査・分析
- 実習計画書の作成
- 実習日誌の作成方法の理解

## 実習施設への事前訪問【数週間～1か月前】

- 実習施設の場所、交通手段、所要時間の確認
- 施設内の見学
- 実習生の実習計画書と実習施設の実習カリキュラムとのすり合わせ、達成課題に取り組む方法の調整
- 配属実習開始に向けた具体的な打ち合わせ(ルール、注意事項、事前学習課題など)

## 養成施設での直前指導・教育

- 実習計画書の見直し
- 事前訪問後に明らかになった事前学習の取り組み
- 事前学習課題への取り組み

## 配属実習

**図1-5　配属実習までの基本的な流れ**

注)実習施設を選択する前に行う学習や事前訪問後に行う学習も「事前学習」であるが、この図では、実習施設決定後に実習計画書を作成することから、その段階を事前学習としている。

しましょう。

# 第3節　実習生としての責務

## 1　実習にあたっての心構え

　臨地実習・校外実習は、実習施設側の理解と熱意の下で、養成施設と連帯して行われます(図1-6)。実習生であるみなさんを受け入れてくださる施設は、自分たちの後輩としてよりよい管理栄養士・栄養士になってほしいと願い、利用者の安全性の確保を最優先しながら日常業務で多忙な時間を割いて実習指導に時間を提供していただいています。そのような貴重な時間であることを忘れてはいけません。

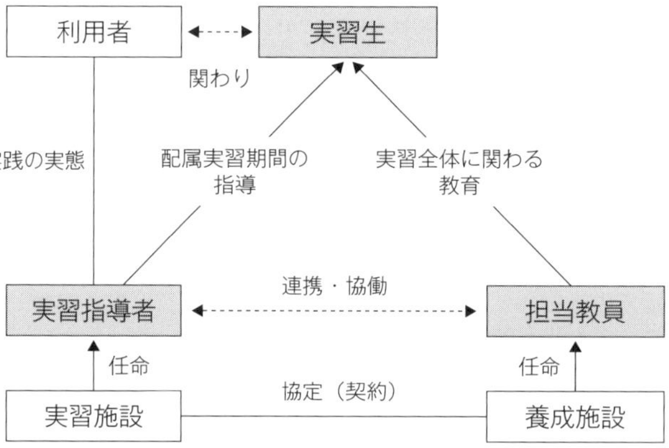

図1-6 実習生、実習指導者、担当教員の関係

　また、実習を行うにあたって事前に知っておいてほしい、考えておいてほしい実習生としての心構えは、次のとおりです。

### 1 謙虚な態度で臨むこと

　先輩管理栄養士・栄養士から学び、利用者から学ぶという謙虚な姿勢が一番大切です。指導を受ける際は、素直で謙虚な態度で臨むようにしましょう。指示を受けた内容が十分理解できない場合には指示内容を確認するようにし、自分勝手な言動や行動のないようにしてください。

### 2 意欲的に取り組む姿勢をもつこと

　常に実習生であるという自覚をもち、何事も率先し自ら積極的に学ぶ姿勢で実習に臨みましょう。

### 3 社会人の第一歩としての自覚をもつこと

　実習生と言えども、利用者やその家族からみれば施設の職員です。学生気分や甘えを捨てて、社会人としての自覚をもつ必要があります。当然ですが、時間や決まりを守らなければなりません。遅刻や早退をしたり、休まないようにこころとからだの健康管理に努めましょう（p.16「基本的な態度・姿勢」参照）。

### 4 専門職に携わるという自覚をもつこと

　実習施設には、それぞれ固有の目的や特徴があります。どの実習施設に配属されても、実習生として謙虚に学ぶべきところを見つける努力が必要です。実習では管理栄養士・栄養士の業務を体験し、その使命と責務の重要性、意義を理解するように努め、先輩管理栄養士・栄養士の人格に接することで職業人としての自覚をもちましょう。

## 2　職業倫理と守秘義務

　臨地実習・校外実習は、栄養管理を実施する側に立って学習するものであり、管理栄養士・栄養士には利用者の権利を擁護する責任があります。したがって、臨地実習・校外実習において、科学的根拠に基づいて行う栄養と食に関する支援には、学生と言えども職業上の倫理をふまえた実践が求められます。

日本栄養士会は「管理栄養士・栄養士倫理綱領」を定めています（p.103「資料1」参照）。倫理綱領とは、専門職自身が自ら守るべき理念や行動規範を社会に表明するもので、専門職を専門職たらしめるものです。たとえば、倫理綱領の中で明示されているように、実習生という立場であっても利用者のプライバシーや人権を尊重するとともに、守秘義務を遵守しなければなりません。栄養部門の職員やその他の施設職員、利用者の食事、冠婚葬祭、居住地など業務上知り得た情報（個人情報）は、実習中のみならず実習外や実習後においても他人に漏らしてはいけません。特に公共交通機関を利用しているときや家庭内で個人情報に関わる話をしないように注意しましょう。

■1 個人データやデータベースの利用と管理

- 事前の打ち合わせの時点で、個人データの取扱いや管理について、十分な説明を受けましょう。また、可能なら、実習施設のガイドラインを入手し、内容を熟知しておきましょう。
- 実習を行ううえで必要があると判断した個人情報や個人データの取扱いについては、必ず実習施設の責任者、あるいは直接の実習指導者に相談します。その際、利用目的及び利用期間を具体的に説明し、了解が得られた場合に限り、使用します。
- 個人データは、利用を申し出て、了解が得られた利用目的以外には利用してはいけません。もし、その個人情報（個人データ）を他の目的に利用する必要が生じた場合には、改めて申し出て実習施設の責任者の了解を得る必要があります。
- 自分が入手した個人データは、許可を得ずに他の実習生に提供してはいけません。
- 自分が入手した個人データは、実習施設の外に持ち出してはいけません。
- 実習生用の部屋、ロッカー、机などが用意されている実習施設の場合、個人データを利用する時間以外はそこに保管し、施錠するなど実習指導者の指示にしたがいます。
- 個人データの取扱いで判断に迷うことがあった場合は、自分で判断したり、実習生同士で相談せず、必ず実習施設の責任者あるいは実習指導者に相談します。
- 申し出た際の利用目的が終了したら、できるだけ早く実習施設の責任者に返却しましょう。
- 実習終了時に実習施設で得られた個人データを保有していた場合には、すべて返却します。

■2 パソコンの取扱い

　最近、パソコンを介した個人情報の流出が社会問題化しています。レポートの作成、グループワークによる資料の作成、実習ノートの整理などで私物のパソコンあるいは養成施設が貸し出したパソコンを使用する場合には、以下の対策を確実に行いましょう。

- ファイル共有ソフトをインストールしてはいけません。すでにインストールされているファイル共有ソフトは確実に削除します。
- インターネットに接続して作業する場合には、ウイルス対策を確実に行います。
- 患者のみならず、家族、実習生などの実名、住所、電話番号やメールアドレス、病院名、病棟名、病名など、個人の特定につながる情報を入力してはいけません。
- 養成施設が貸し出したパソコンに個人が作成したファイルを保存して放置したり、勝手にソフトをインストールしてはいけません。

## 3 健康・衛生面の自己管理

　万全の態勢で実習に臨むためには、体調の維持に細心の注意が必要です。健康・衛生面の

自己管理にあたっては、以下の点に留意しましょう。
- 実習期間中のアルバイトは厳禁です。
  1日3食の食事と十分な睡眠をとり、規則正しい生活をして実習に集中しましょう。
- 手洗いやうがいを励行しましょう。
  自分自身の体調管理のために、また、施設内感染を予防するためにも大切です。
- トイレや風呂など衛生的な生活環境を確保しましょう。
- ノロウイルスの流行期には十分に加熱された食品を摂取し、感染防止に努めましょう。

## 4 基本的な態度・姿勢

### 1 あいさつ、言葉遣い、態度

- 笑顔で明るくあいさつをしましょう。
  実習施設の職員や利用者の方々に、はっきりとあいさつをしましょう。また、その日の実習終了時には「ありがとうございました」とお礼のあいさつをしましょう。なお、「お疲れ様でした」は不適切です。
- はっきりと聞こえるように話しましょう。
  声かけ、質問、返事など相手にしっかり伝わるように話しましょう。また、利用者から「先生」と呼ばれる場合もありますが、戸惑うことなくはっきりと返事をしましょう。
- 相手の目を見て話をしましょう（聞きましょう）。
  何か別のことをしながら応対するなどの態度はよくありません。
- 仲間同士の私語やくだけた態度は慎みましょう。
  常にまわりから見られているという意識をもちましょう。また、仲間同士の呼び方や大声に注意しましょう。
- 相手を尊重した丁寧な言葉遣いと礼儀正しい態度で接しましょう。
  馴れ馴れしい言葉、子ども扱いした言葉、指示的な言葉などを使ったり、腕や足を組んではいけません。実習中の居眠りは論外です。

### 2 時間の管理

- 実習時間
  遅刻、早退、欠席は厳禁です。やむを得ない場合は、実習施設、養成施設に必ず連絡しましょう。また、公共交通機関の遅れが原因で遅刻する場合は、延着証明書を実習施設に提出します。
- 提出物の期限
  提出物は期限を厳守し、速やかに提出しましょう。実習施設から出された課題はしっかりと準備し、ゆとりをもって取り組みましょう。
- 休憩時間
  休憩時間も実習時間と同様、時間を厳守することはもちろん、私語を慎むなど基本的なマナーを守りましょう。休憩場所は、施設職員も利用していることが多いので、体の疲れを癒している職員の妨げにならないように心配りをしましょう。
  休憩時間は、実習記録の整理や休憩後の実習の準備などに上手く利用しましょう。

## 3 実習施設の方針の遵守

- 施設の方針、規則を守り、実習指導者の指示にしたがって行動しましょう。勝手な行動は慎み、私用で外出したり、持ち場を離れてはいけません。
- 施設の物品の使用、写真の撮影は実習指導者の許可を得ましょう。
- わからないことは積極的に質問しましょう。

## 4 携帯電話の使用禁止

携帯電話の電源は必ず切ってかばんの中に入れ、実習中は持ち歩かないようにしましょう。私用の電話やメールは厳に慎み、非常時・緊急時に連絡が必要な場合には、使用場所などに十分配慮するようにしましょう。

## 5 喫煙の禁止

実習中の喫煙は厳禁です。施設内はもちろん、施設外であっても喫煙は実習中止となることがあります。実習に備えて、普段から禁煙しましょう。

## 6 服装、髪型、身だしなみ

配属実習期間中の望ましい服装、髪型、身だしなみは、図1－7のとおりです。なお、実習施設によって異なる場合がありますので、事前訪問の際にあらかじめ実習指導者に確認しましょう。

また、着用する帽子、外衣は毎日専用で清潔なものに交換しましょう。

## 7 整理整頓、後片づけ、清掃

- 使用した机、テーブル、椅子、スリッパ、借りた物品などは元の状態、所定の位置に戻しましょう。
- 自分の荷物は常に整理して保管しておきましょう。
- 更衣は迅速に行い、帰る前に事務室や更衣室（ロッカー）を毎日掃除しましょう。

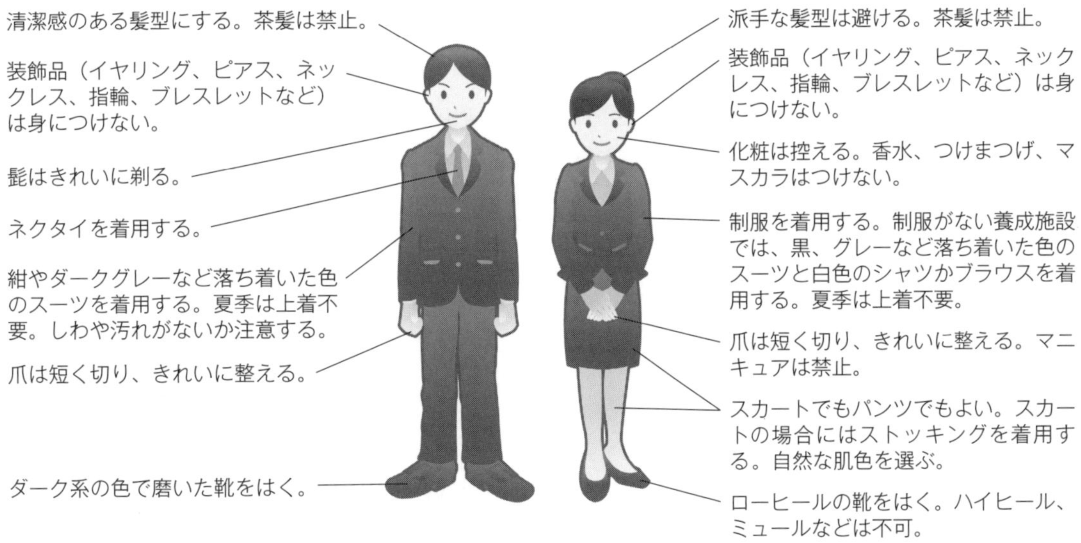

清潔感のある髪型にする。茶髪は禁止。

装飾品（イヤリング、ピアス、ネックレス、指輪、ブレスレットなど）は身につけない。

髭はきれいに剃る。

ネクタイを着用する。

紺やダークグレーなど落ち着いた色のスーツを着用する。夏季は上着不要。しわや汚れがないか注意する。

爪は短く切り、きれいに整える。

ダーク系の色で磨いた靴をはく。

派手な髪型は避ける。茶髪は禁止。

装飾品（イヤリング、ピアス、ネックレス、指輪、ブレスレットなど）は身につけない。

化粧は控える。香水、つけまつげ、マスカラはつけない。

制服を着用する。制服がない養成施設では、黒、グレーなど落ち着いた色のスーツと白色のシャツかブラウスを着用する。夏季は上着不要。

爪は短く切り、きれいに整える。マニキュアは禁止。

スカートでもパンツでもよい。スカートの場合にはストッキングを着用する。自然な肌色を選ぶ。

ローヒールの靴をはく。ハイヒール、ミュールなどは不可。

図1－7　配属実習期間中の望ましい服装、身だしなみ

## 5　利用者との関わり

- 配属実習期間中には、利用者あるいはその家族と接したり、面談する場合があると考えられます。病気療養中で体調や気分のすぐれない場合もありますので、不注意な言動などには十分注意しましょう。
- 利用者やその家族からの依頼は、速やかに実習指導者に相談しましょう。利用者との軽率な約束は禁止です。

## 6　職員との関わり

### ❶実習指導者への報告・連絡・相談

　実習指導者は、日常業務に加えて実習生の指導を行っています。実習指導者に余分な負担をかけないよう、指示されたことや実習スケジュールの項目を終えるごとに報告し、次の指示を受けるようにしてください。また、必要に応じて連絡や相談を実習指導者に行うようにしてください。実習指導者が忙しくしている場合もあると思いますが、判断は実習指導者が行いますので、実習生が遠慮して報告などを遅らすことのないように心がけてください。

### ❷実習の担当教員、グループメンバー間の報告・連絡・相談

　実習に際して養成施設では、実習の担当教員が決められています。実習期間中に連絡がとれるようにあらかじめ連絡方法を確認しておきましょう。実習期間中に担当教員は、実習の状況を確認するために実習施設を訪問しますが、そのときにも経過報告を行ったり、必要に応じて相談しましょう。問題が生じたときや緊急時にも、速やかに担当教員に連絡してください。

　たとえば、先輩管理栄養士・栄養士のあまりの多忙さを目の当たりにして、自分の知識の無さを思い知らされて、実習を終えると将来の目標や自信を失ってしまう場合もあります。あるいは、実習指導者に注意されたり、場合によっては叱られることがあるかもしれません。自分一人で悩んだり、たいしたことではないと過小評価して自分で解決するのではなく、担当教員などに相談するようにしてください。

　また、グループメンバー間の連絡方法を確認し、情報交換を行いましょう。実習内容や日程は全員が同じとは限りませんので、自分の経験した内容を他のメンバーに伝えておくことによって予備知識となり、スムーズに実習に取り組めます。なお、同じ施設に2班以上で配属実習を行う場合、最初の班のメンバーは、注意点などをあとのメンバーに申し送りをしてください。

## 7　緊急時の対応

### ❶実習指導者と担当教員への報告

　配属実習当日や前日に咳や発熱、下痢などの症状があったり、手指に傷がある場合、あるいは、万一何らかの事故が起きた場合には、直ちに実習指導者に報告して指示にしたがいましょう。さらに、できるだけ速やかに担当教員に報告しましょう。また、病院などを受診した場合は、診断書の写しを実習施設と養成施設に提出します。

### 2 交通機関の運行停止などに伴う授業の取扱い

利用する交通機関が運行を停止したり、あるいは暴風警報が発令されたときには、実習は中止となります。運行の再開、警報の解除がなされた場合には、養成施設の規定にそった取扱いとなります。

### 3 事故発生報告・連絡票　➡ 別冊実習ノート参照

事故が発生した場合には、事故発生報告・連絡票を作成する必要があります。事故の内容や状況及び程度、事故の原因、対応・処理などについて事故発生から対応・結果に至る経過について明瞭に記載します。この報告・連絡票は施設側にも提出する必要がありますので、施設側の様式がある場合にはそちらを使用します。実習指導者の指示にしたがってください。

例）利用者と衝突した／手を切った／食器を割った／体調不良で休憩した　など

## 8 実習受け入れ協定書（覚書）と誓約書　➡ 別冊実習ノート参照

配属実習は、実習施設と養成施設との間において実習受け入れ協定を締結してから行われます。別冊実習ノートには、参考例として実習施設（「甲」）と養成施設（「乙」）との間で締結する覚書（協定書）を掲載していますので内容を確認しておきましょう。また、実習生は、実習施設に対して規律ある行動をとること、守秘義務を遵守すること、損害を与えた場合には損害賠償の責任を負うことなどが記された誓約書に署名して実習施設に提出します。

## 第4節　調理作業中の注意点

調理室内での実習では、「大量調理施設衛生管理マニュアル」を遵守した安全・衛生管理に細心の注意を払います。実習中は必ず実習指導者の指示を十分理解してから行動しましょう。指示内容が十分理解できていない場合は重大な事故につながりますので、再度、実習指導者に確認してください。

- 手指は、作業前・作業区分ごとで十分に洗浄・消毒します。
- 調理室での基本的な服装、身だしなみは、図1-8のとおりです。作業中にやむを得ずトイレに行く場合には、調理作業時に着用している外衣、帽子、履物はすべて脱ぎ、作業に

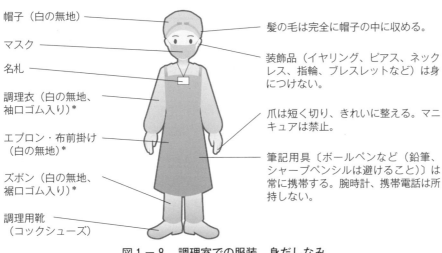

図1-8　調理室での服装、身だしなみ

注）＊実習施設により異なる場合がある。

戻る際には十分な手洗いと消毒を行います。
- 床は水や油で滑りやすくなっているため、絶対に走ってはいけません。
- 厨房には、取扱いを間違えると大事故につながる機器が多数あります。実習指導者の指示にしたがって作業を進めましょう。

## 第5節　実習計画書の作成

### 1　実習計画書の意味と作成のポイント　➡ 別冊実習ノート参照

#### 1——実習計画書とは

事前学習で主に取り組むこととして、次の3点が挙げられます。
①自分が管理栄養士・栄養士を志したときの最初の気持ちを確認して実習で学びたいことを主体的に探り、臨地実習・校外実習への動機、意欲を高めること。
②実習する施設が決定した後に、その実習施設の分析と情報収集を行い、実習施設の特徴を整理すること。
③上記①②を通して、実習生自らの実習テーマとそれを達成するための課題、つまり具体的達成課題を設定すること。

以上の事前学習の成果をまとめ、形にして表したものが「実習計画書」です。実習計画書は、実習が始まる前に実習指導者に提示し、事前に実習生の取り組む姿勢や希望している実習内容を実習指導者が把握するための書類です。

実習計画書は、主に以下の点で重要な意味をもちます。
①実習指導者に実習生が考える実習のイメージを伝え、適切な指導を受ける。
②実習生自身が、実習施設で自分の実習テーマとそれを達成するための課題を確認する。
③実習成果を自己評価するための指標として活用する。

なお、実習計画書は、個人票の中に含めて記入する場合もあります。個人票とは、事前に実習施設に提出する書類で、どの養成施設からどのような実習生を受け入れるのかを実習施設の責任者や実習指導者が把握するために、実習生の名前、顔写真、年齢、住所、連絡先、実習施設までの通勤方法、自己PRなどのデータを記載した書類です（別冊実習ノート参照）。

#### 2——実習計画書の作成のポイント

**1 実習計画書を作成する前に実習施設を理解する**……………………………………………………

実習計画は、まず、自分が実習する施設を理解することから始まります。実習施設を理解することで実習そのものをイメージしやすくなるとともに、実習計画書の各項目を検討するための材料になります。また、事前訪問の際には、実習生が希望する実習内容と実習施設が用意する実習内容（実習カリキュラム）とのすり合わせが行われますが、最初から実習施設の実習内容の意図を汲んだ実習テーマを設定することが望ましいのは言うまでもありません。実習施設のホームページやパンフレット、先輩の実習報告書などで実習施設の理解を深めましょう。なお、実習施設の理解は、事前学習のときに限った取り組みではありません。実習期間中を通して継続的に取り組むことになります。

表1-2 「実習計画書」の記入方法

| 実習テーマ | 実習テーマ<br>実習テーマは、必ずしも一文で表現する必要はありません。内容が異なり、1つにまとまらないときは、2本立てのテーマとするのもよいでしょう。また、テーマだけでは具体性に欠ける場合には、「サブテーマ」を加えて表現する方法もあります。 |
|---|---|
| 私にとっての実習の意義 | 私にとっての実習の意義<br>臨地実習・校外実習が自分にとってどのような意味をもつものなのか、実習施設の領域や分野における食や栄養に関する問題意識などを伝えることで、実習テーマの意味を説明したり、臨地実習・校外実習という形態をとって学びたいことを明確にします。 |
| 実習の具体的達成課題と方法 | 実習の具体的達成課題と方法<br>実習テーマを達成するための具体的な課題とその課題に対する行動を示します。この項目をもとに実習中の目標の達成度を評価したり、実習指導での具体的なアドバイスを受けることにつながります。 |
| 事前学習の内容と方法 | 事前学習の内容と方法<br>実習のテーマや達成課題に関連する内容で、学んだことを記します。また、書籍、論文やインターネットなど学習方法も記します。講義科目のテキストなどは当然読んでいると考えて、ここでは取り上げません。<br><br>単行本の表記………著者名または編者名、『書名』、発行所名、発行年（西暦）<br>論文・雑誌の表記……著者名「論文名」『雑誌名』巻号、発行所名、発行年（西暦）<br>ホームページの表記…ホームページ開設者：資料のタイトル名、URL、閲覧日 |

### 2 実習計画書は一貫性をもたせた内容にする

　実習計画の項目は、「実習テーマ」「私にとっての実習の意義」「実習の具体的達成課題と方法」「事前学習の内容と方法」などです（表1-2）。ポイントは、これらの項目に一貫性をもたせることです。実習テーマ、実習の意義、達成課題の順で内容は具体化されていくようにまとめます。つまり、1つ1つの具体的な課題を達成していき、積み上げていくことで、実習テーマである大目標の達成につながるようにします。

　また、事前学習の内容では、1つ1つの具体的達成課題に対して実習前にどのような学習に取り組んだのかと、その学習成果を整理して示します。

### 3 実習計画書の作成は自分が学びたいことを主体的に見出すことから始める

　作成手順としては、まず、「私にとっての実習の意義」を管理栄養士・栄養士をめざす動機から考えて、主体的に自分が学びたいことを見出すことから始めます。そこで整理してまとめた「私にとっての実習の意義」を根拠として、そこから実習テーマと実習での具体的達成課題を導き出すようにします。実習を通して深めたい大きな目標である実習テーマに行き着いて、さらに、そのテーマを深めるいくつかの達成課題を挙げます。

### 4 実習計画書は事前訪問で実習指導者と調整して完成する

　実習施設は、施設の事情をふまえながら、できるだけ実習生に有意義な経験を提供するための実習カリキュラムを用意しています。したがって、事前訪問のときに実習生が実習計画書を提出し、自分が計画している実習内容を説明しても、実習施設から「そのテーマは、こ

こでは実習が難しいかもしれない」と伝えられることもあります。

　自分が計画した実習内容は、あくまでも実習生の希望であり、担当教員や実習指導者との話し合いや調整でその内容は変わっていきます。しかし、だからといって、最初から自分の実習テーマをもたずに、実習施設で決められた実習内容にそって進めればよいわけではありません。受け身の姿勢では目標意識も低く、達成感の得られない実習になってしまいます。

## 3 ──「私にとっての実習の意義」を考える

### 1 私にとっての実習の意義を考える意味──実習で学びたいことを主体的に探る

　実習生が自分にとっての臨地実習・校外実習の意義を整理することで、実習テーマと実習での具体的達成課題を導き出すことができるようになります。臨地実習・校外実習は、管理栄養士・栄養士となるために必要な学びを深める場であって、実習生が任意に「あれも知りたい、これも知りたい」と興味本意に参加する場ではありません。つまり、臨地実習・校外実習の目的を正しく理解し、「私は、何のために、何を学ぶべきなのか」という意識をもって実習テーマにつなげていくことが大切です。

　私にとっての実習の意義を整理するには、おおよそ次のような枠組みで考えます。

①食や栄養に関心をもったきっかけ
②管理栄養士・栄養士をめざす動機
③管理栄養士・栄養士となるために学ぶべきこと
④実習施設で学ぶべきこと

＝「私」にとっての実習の意義

### 2 「きっかけ」を整理する

　食や栄養に関心をもった「きっかけ」を整理することは、自分自身の問題意識の原点を整理することを意味します。実習では様々な体験をしますが、その中での問題意識や学びの視点をつくり上げる土台になります。

　きっかけには、自分自身の経験に引き寄せたもの、つまり、自分自身や家族が管理栄養士・栄養士に直にふれた機会を通してのきっかけや、誰かの体験から間接的に知ったもの、学校の授業やテレビ番組などを通してのきっかけなどが考えられます。

### 3 「動機」を整理する

　管理栄養士・栄養士に関心をもったからといって、そのすべての人が管理栄養士・栄養士を志すとは限りません。関心をもっただけではなく、そこから「管理栄養士・栄養士をめざそう」と考えたのはなぜでしょうか。社会的背景として管理栄養士・栄養士という専門職が必要になっているといった誰もが同じように答えられるような内容ではなく、自分自身が管理栄養士・栄養士をめざす動機を整理しましょう。他の誰でもない「私の動機」は、自分自身でしか導き出すことができません。管理栄養士・栄養士に関心をもった「きっかけ」から、私が管理栄養士・栄養士をめざす「動機」を整理していきます。

## 4 ── 私にとっての「実習テーマ」「具体的達成課題」を考える

### 1 実習テーマと具体的達成課題との関係

　「実習テーマ」とは、実習生自身が実習全体を通して深めたい大きなテーマのことであり、

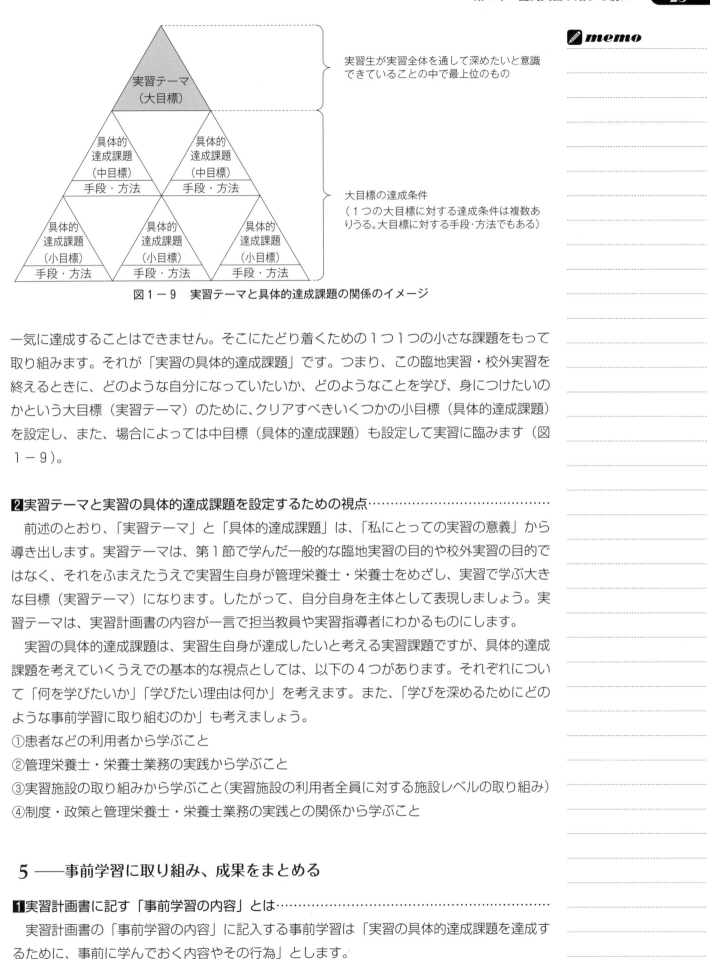

図1-9 実習テーマと具体的達成課題の関係のイメージ

一気に達成することはできません。そこにたどり着くための1つ1つの小さな課題をもって取り組みます。それが「実習の具体的達成課題」です。つまり、この臨地実習・校外実習を終えるときに、どのような自分になっていたいか、どのようなことを学び、身につけたいのかという大目標（実習テーマ）のために、クリアすべきいくつかの小目標（具体的達成課題）を設定し、また、場合によっては中目標（具体的達成課題）も設定して実習に臨みます（図1-9）。

### ❷実習テーマと実習の具体的達成課題を設定するための視点

前述のとおり、「実習テーマ」と「具体的達成課題」は、「私にとっての実習の意義」から導き出します。実習テーマは、第1節で学んだ一般的な臨地実習の目的や校外実習の目的ではなく、それをふまえたうえで実習生自身が管理栄養士・栄養士をめざし、実習で学ぶ大きな目標（実習テーマ）になります。したがって、自分自身を主体として表現しましょう。実習テーマは、実習計画書の内容が一言で担当教員や実習指導者にわかるものにします。

実習の具体的達成課題は、実習生自身が達成したいと考える実習課題ですが、具体的達成課題を考えていくうえでの基本的な視点としては、以下の4つがあります。それぞれについて「何を学びたいか」「学びたい理由は何か」を考えます。また、「学びを深めるためにどのような事前学習に取り組むのか」も考えましょう。

①患者などの利用者から学ぶこと
②管理栄養士・栄養士業務の実践から学ぶこと
③実習施設の取り組みから学ぶこと（実習施設の利用者全員に対する施設レベルの取り組み）
④制度・政策と管理栄養士・栄養士業務の実践との関係から学ぶこと

## 5 ── 事前学習に取り組み、成果をまとめる

### ❶実習計画書に記す「事前学習の内容」とは

実習計画書の「事前学習の内容」に記入する事前学習は「実習の具体的達成課題を達成するために、事前に学んでおく内容やその行為」とします。

養成施設でこれまで学んだ講義科目や演習・実習科目は、臨地実習・校外実習に取り組むにあたっての前提条件となる「基礎学習」と考えましょう（p.12「図1-4」参照）。

### ❷事前学習の成果をまとめることの意味

　実習計画書に事前学習の成果をまとめるのは、実習指導者や担当教員が、配属実習前段階での実習生の学習内容、学習レベルを把握するためです。また、その事前学習の成果に基づいた実習指導を、実習指導者や担当教員から受けられるようになります。

### ❸事前学習の計画と成果のまとめかた

　自分の実習テーマと具体的達成課題を挙げることができたら、その1つ1つの達成課題に対して実習で学びを深めるためにどのような事前学習に取り組む必要があるのか、どのような方法で取り組むのか、また、限られた期間でいつまでにどういう順序で取り組むのかといった事前学習の計画を立てます。学習方法は、文献学習やインターネットによる情報収集などがあります。

　実習計画書には、自分の実習テーマや具体的達成課題に関して、どのようなことを実習前にこれまで学んできたのかを簡潔にまとめて記します。参考資料や参考文献も数点にしぼって明示します。

## 2　実習施設の事前学習（事前調査）の方法　➡ 別冊実習ノート参照

### 1 ── 実習施設の情報をバランスよく収集するための観点

　実習計画を考えるにあたって、まず自分が実習する施設を理解することの必要性については、先述したとおりです。ここでは、その具体的な方法を紹介します。
　実習施設に関わる情報は幅広く様々です。バランスよく情報を収集するには、以下の観点が参考になります。

#### ❶内部の視点からの情報と外部の視点からの情報

　内部の視点とは、実習施設の管理栄養士・栄養士による講義や実習施設の見学から得られる情報です。実習施設の管理栄養士・栄養士による講義では、実習施設や管理栄養士・栄養士の実際の業務について内側から具体的に聞くことができます。実習施設の見学は、実際に実習施設に行くことで、これから実習を行うところがどのようなところなのか、どのような利用者がいるのかを自分の目で見ることで具体的にイメージすることができます。このように実習施設や管理栄養士・栄養士業務のリアリティを感じ取ることができるのが、内部の視点です。

　一方、外部の視点とは、文献や資料などを使って調べたり、分析したりすることから得られる情報です。実習施設の調査・分析を意味します。

#### ❷一般的な情報と個別的な情報

　実習施設の理解は、種別としての一般的なものと、個別の実習施設をさす場合があり、その両方からバランスよく理解しておく必要があります。たとえば介護老人保健施設は、介護保険法を根拠法としていますので、どの介護老人保健施設も目的や機能、職員配置などに違いはありません。これが一般的な情報です。これに加えて、実習先の介護老人保健施設独自の特色ある理念やサービスがあります。これが個別的な情報です。

## 2 ── マクロレベル、メゾレベル、ミクロレベルでの実習施設の調査・分析

### １ 視点の広がりによるレベル別の学習項目

　実習施設の調査・分析（外部の視点）を行う観点として、その視点の広がりから「マクロレベル─メゾレベル─ミクロレベル」に分類して整理する方法があります。実習施設は多種多様ですが、この３つのレベルは、どのような施設でも共通する観点、共通する学習項目と言えます。視点の広がりによるレベル別の学習項目は、表１－３のとおりです。なお、実習施設の特徴を整理するということは、ただ単にここで紹介した学習項目を埋めることが目的ではありません。どのような情報が必要となるのか、整理する情報の中身や情報量は、自分自身で考えてみましょう。

### ２ マクロレベル（Ⓐ）の学習項目

　実習施設は、何らかの法制度に基づいて運営されています。実習施設の法的基盤と、その法令や通知などで規定されている実習施設の目的、利用者、配置されている職種を理解しておきましょう。

### ３ メゾレベル（Ⓑ）の学習項目

　実習施設については、実習施設そのものだけではなく、実習施設がある地域や運営主体である法人などその実習施設を取り巻く環境についての情報を収集します。まずは、ホームページやパンフレットなど入手可能な資料をもとに自分で調べることができる範囲で学習します。そのうえで、どうしても不十分なことは、事前訪問のときなどに尋ねます。

　実習施設を運営する法人や地域の特徴については表１－４の項目、また、実習施設については表１－５の項目を参考にして学習しましょう。

### ４ ミクロレベル（Ⓒ）の学習項目

　実習施設の利用者の男女比や年齢構成など、ここでは法制度上の利用者ではなく、実習施設の利用者の特徴を整理します。利用者の理解は、実習期間を通じて取り組む課題と言えます。実習前の時点で可能な範囲で把握しておきましょう。

　また、実習施設のスタッフは、年間を通してどのような業務を行っているのか、１日の動きはどのようなものなのか、特に管理栄養士・栄養士が行う業務の日課やサイクルに着目して、可能な範囲で調べましょう。管理栄養士・栄養士が業務を行ううえで活用されている専門的な知識や技術、また、そうした知識や技術を支える倫理や価値についても、倫理綱領や実習施設から示される実習内容などを確認しながら整理しましょう。

　表１－６は「実習施設の概況表」です。ⒶからⒸは、表１－３の各レベルの観点で記入する欄です。メゾレベル（Ⓑ）については、表１－４、５のⒷ₁〜Ⓑ₁₀について記入します。

表1-3　実習施設の調査・分析のレベルと学習項目

| レベル | 学習すべき項目 |
|---|---|
| **Ⓐ**マクロレベル<br>（制度レベル） | ・実習施設を規定している法制度<br>　（施設の法的基盤、法令等で規定された施設の目的・利用者・職員配置基準） |
| **Ⓑ**メゾレベル<br>（施設レベル） | ・実習施設の沿革と社会背景<br>・実習施設の理念・方針<br>・実習施設の組織と運営管理の方法<br>・実習施設がある地域の特徴<br>・実習施設の事業内容（法人内、関連法人を含めた体系的な事業内容）<br>・実習施設が連携・活用している社会資源 |
| **Ⓒ**ミクロレベル<br>（活動レベル） | ・実習施設の利用者の特性、サービス利用の背景<br>・管理栄養士・栄養士の役割や勤務形態<br>・実習施設の管理栄養士・栄養士の業務内容<br>・専門職として用いられている知識・技術とそれを支えている倫理・価値 |

表1-4　実習施設を運営する法人や地域についての学習のポイント

| 学習すべき項目 | ポイント |
|---|---|
| 運営主体（**Ⓑ₁**） | 法人格の特徴を知ることで、展開している事業の特性を知る手がかりとなります。 |
| 設立（**Ⓑ₂**） | 運営主体の設立時の社会背景や、その当時に適用されていた法律が何であったのかを知ることで、実習施設の実践の歴史を体系的に学ぶことにつながります。 |
| 運営の理念・方針（**Ⓑ₃**） | 法人が掲げる理念・方針の理解と、それを多職種の専門職がどのように実践として体現しているのかを学ぶことになります。 |
| 事業の内容（**Ⓑ₄**） | 実習施設の取り組みだけでなく、法人内や関連法人を含めた事業を体系的に理解することにつながります。 |
| 地域の特徴（**Ⓑ₅**） | 一般的な地域の紹介ではなく、実習での学びを深めるために必要な地域の情報を整理します。たとえば、地域にある給食施設の種類と施設数を調べることは大切です。病院での実習であれば、退院後の生活を支える施設や事業についての情報が有用です。また、地域の特徴を把握するための指標として、高齢化率や世帯類型の特徴、流出入人口などもありますが、その指標の重要性は、実習施設の種別によっても異なります。 |

表1-5　実習施設についての学習のポイント

| 学習すべき項目 | ポイント |
|---|---|
| 実習施設の沿革と社会背景（**Ⓑ₆**） | 表1-4の運営主体の「設立」とあわせて、実習施設の設立を調べ、さらにどのような時代背景のもとで事業を展開してきたのかを学びます。 |
| 実習施設の理念・方針（**Ⓑ₇**） | 法制度の規定や運営主体の理念・方針にそって、さらに具体化した実習施設の理念・方針を確認します。それによって、管理栄養士・栄養士の個々の実践がどのような意図をもって体現されているかを深く学ぶことにつながります。 |
| 実習施設の組織と管理運営の方法（**Ⓑ₈**） | どのような運営組織になっているのか、組織の意思決定はどのように行われているのか、栄養部門がどのように位置づけられているのか、どのようなマネジメントサイクルに基づいて業務が展開されているのかなどを可能な範囲で調べます。たとえば、配置されている職種だけでなく、それぞれの配置数を知ることで、実習施設の実践の特徴を知る手がかり（職員配置基準にない職種の配置や、配置基準を超える配置の意図は何かなど）にもなります。 |
| 実習施設の事業内容（**Ⓑ₉**） | 実習施設が行っている事業を調べます。法制度に基づく事業だけではなく、施設の独自事業や自治体独自の事業を行っている場合もあります。 |
| 実習施設が連携・活用している社会資源（**Ⓑ₁₀**） | 実習施設の事業には、地域の社会資源との連携・活用によって行われている場合があります。そうした社会資源がどこにどれくらいあるのかを整理します。 |

表1-6 レベル別の学習項目と「実習施設の概況表」の様式

## 3 実習テーマ・具体的達成課題の取り組み方　→ 別冊実習ノート参照

### 1──実習テーマ・具体的達成課題の取り組みの流れ

**❶実習テーマ・具体的実習課題をもつ意味**……………………………………………………

第1節第1項で述べた「臨地実習と校外実習の目的」のとおり、実習現場は、知識や技術を「教えてもらう」だけの場ではなく、管理栄養士・栄養士としての判断能力、解決能力を身につける場でもあります。実習生は、自らが業務遂行にあたっての課題を見つけ出し、自らが解決方法を考えることが重要になっています。漫然と実習に携わるのではなく、自分の実習テーマと具体的達成課題をもって自発的に実習に臨むことが必要です。

**❷実習テーマ・具体的実習課題は、実習に入る前に考えておく**…………………………………

実習テーマとそれを達成するための具体的達成課題は、養成施設の授業で疑問を感じたこと、実習施設の事前調査をしていたときに発見すること、また、実習施設を事前訪問して発見することもあるでしょう。さらには、先輩の実習報告を聞いて疑問に感じたことなども考えられます。いずれにしても、1回の実習を通して設定する実習テーマと具体的達成課題は、実習に入る前に考えておく必要があります。実習テーマ・具体的達成課題の設定から評価までの流れの例は、図1-10のとおりです。

実習テーマを設定する方法は、いくつか考えられますが、主な方法は次の3つです。
①自分があらかじめ興味をもった分野でのテーマ
　例）NSTにおける他職種連携の秘訣

```
┌─────────────────────┐
│   実習施設の決定      │
└─────────┬───────────┘
          ↓
┌─────────────────────┐
│  実習施設の事前調査    │
└─────────┬───────────┘
          ↓
┌──────────────────────────────┐
│ 仮の実習テーマ・具体的達成課題の設定 │
└─────────┬────────────────────┘
          ↓
┌─────────────────────┐
│     事前訪問         │
└─────────┬───────────┘
          ↓
┌────────────────────────────┐
│  養成施設担当教員との打ち合わせ  │
└─────────┬──────────────────┘
          ↓
┌─────────────────────┐
│  具体的達成課題への取り組み  │
└─────────┬───────────┘
          ↓
┌──────────────────────────────┐
│  実習テーマ・具体的達成課題の自己評価  │
└─────────┬────────────────────┘
          ↓
┌──────────────────────────────────┐
│ 実習テーマ・具体的達成課題への取り組みの報告 │
└──────────────────────────────────┘
```

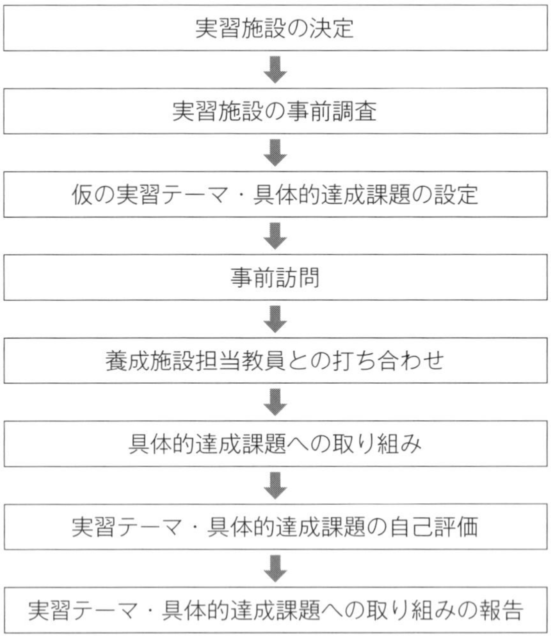

図1-10　実習テーマ・具体的達成課題の設定から評価までの流れ（例）

②実習施設の特徴にあわせたテーマ
　　例）クックチル方式の導入効果
③実習施設が提示したテーマ
　　例）コンビニエンスストアで販売される弁当のヘルシー化

### 3 実習施設の事前調査を行う

　前述のとおり、まずは実習施設の事前調査を行います。現代においては、インターネットで調べれば多くの情報が得られます。最初から、そのために現地に赴いて調べる必要はありません。給食施設が委託か直営かなどインターネットだけでは得られない情報については、事前訪問や配属実習初日に実習指導者に確認しましょう。事前調査の内容は、整理して報告会などで報告しますので、配属実習が始まる前までにわからなかったことは、配属実習期間中にもできるだけ把握するようにします。

　実習施設を調査するにあたって必要な一般的な項目は、前述のマクロレベル、メゾレベル、ミクロレベルの学習項目です。ここでは、「給食経営管理論」臨地実習で実習施設の給食内容を把握するうえで重要な調査項目の具体例を紹介します（表1-7）。なお、これらの項目については、必ずすべて把握しておく必要はありません。また、個人情報保護の観点から実習施設としても公開できる内容は限られており、無理に聞き出す必要はありません。

### 4 設定した具体的達成課題について実習指導者に相談する

　事前に設定した課題については、実習指導者とよく相談しましょう。そこで、仮の実習テーマ・具体的達成課題を実際に取り上げてよいかを確認します。たとえば、アンケートを実施してよいかどうかの確認などです。知りたいことや自分が実習で学びたいことも実習指導者に相談します。

　事前訪問があればそのときに、事前訪問がなくても配属実習の最初の日がチャンスです。「何を一番学びたいですか」と聞かれることがよくあるので、「自分はこれこれにとても興味をもっています」「自分はこれこれに関心があって、そのことに古くから取り組んでおら

表1-7 「給食経営管理論」臨地実習で実習施設の給食内容を把握するうえでの調査項目(例)

| 給食経営管理論の項目例 | |
|---|---|
| ・実習施設における栄養部門の位置づけ<br>・給食の組織と運営方法<br>・管理栄養士・栄養士の業務と責任範囲<br>・給与栄養目標量と食品構成<br>・給食経費(収入、支出)及び食材料の調達(契約方法)<br>・給食サービスの方法(給食システム、調理システム)<br>・献立作成、発注、検収、在庫管理の方法<br>・人事管理、作業工程管理 | ・調理場の平面図<br>・調理機器の保守<br>・下膳、洗浄、消毒、収納<br>・残菜、厨芥処理の方法<br>・残菜調査、嗜好調査などの各種調査<br>・安全・衛生管理の方法<br>・帳票の種類及び管理の方法 |
| 病院、社会福祉施設、小学校での項目例 | |
| ・実習施設の栄養管理(栄養管理基準)<br>・栄養ケア・マネジメント<br>・個別対応の方法(治療食、介護食、離乳食、アレルギー食など) | ・食事介助<br>・患者・利用者との関わり方<br>・施設行事と行事食 |
| 事業所の項目例 | |
| ・メニューの決定方法<br>・喫食者への栄養教育の方法 | ・教育媒体の活用方法<br>・栄養管理委員会(給食委員会)の役割 |

れる貴施設を実習先として希望しました」などと答えることになります。

　実習施設で対応が不可能な場合や、実習の目的とかけ離れているときには具体的達成課題、あるいは実習テーマそのものを修正することもあります。「血液検査の方法に興味があります」と言っても、「まずは、管理栄養士の業務をしっかり学んでいってください」と返されるでしょう。

### 5 実習テーマ・具体的達成課題を見直し、養成施設担当教員に相談する

　事前訪問から学んだことをふまえて、改めて実習テーマ・具体的達成課題の内容と取り組み方について養成施設担当教員に相談し、実習テーマ・具体的達成課題を決めます。あくまで配属実習前の段階のものであって、その後、実習に取り組む中で必要に応じて見直します。

### 6 自発的に謙虚な姿勢で具体的達成課題に取り組む

　臨地実習・校外実習は、将来の活躍の場を考えるうえでとても大きな判断材料になります。繰り返しになりますが、実習生にとって最も重要なことは「自発的で謙虚な姿勢」です。将来を左右する重要な学習でもありますので、自らが積極的に取り組む姿勢が重要です。

　具体的達成課題への取り組み状況は、実習日誌に記録し、実習指導者に提出してアドバイスを受けます。1日の実習を振り返り、実習日誌に書くことを通して自己を客観視し、その日の自らの実践や具体的達成課題に取り組んだ結果の達成度について自己評価を行い、次の課題へ発展させます。

　なお、具体的達成課題は、最初から最後まで変更せずに一貫して取り組むことも、柔軟に変化することもあります。

### 7 具体的達成課題の達成状況を自己評価する

　配属実習を終えた後にも日々の実習日誌を読み返して、実習でできたこと、できなかったことを整理して具体的達成課題に取り組んだ結果について自己評価を行います。できなかったことは、具体的に何がどのようにできなかったのか、どうすればよかったのかを振り返り、次への課題を見出す材料にします。できたことは、そのように判断した根拠を自分自身の体

験の中に探ってみることが大切です。実習テーマと具体的達成課題、あるいはそれに直結しないところでの気づきや学びも含めて実習全体を総括し、実習報告書にまとめます。

### 8 実習報告会で実習の成果を報告し合う

実習報告会では、実習テーマ・具体的達成課題への取り組みを報告します。他の実習生や後輩など参加者から質問や意見が出された場合には、そこからさらに実習体験を掘り下げ、実習の意味づけをさらに深める機会とします。

## 2 ── 実習テーマの例

第1節第3項で述べたように、文部科学省・厚生労働省の通知によれば、実習内容は「臨床栄養学」「公衆栄養学」「給食経営管理論」、または「給食の運営」の教育目標に則すことや留意することが定められています。したがって実習テーマの設定にあたっても、これらの科目の範囲内におさめることが求められます。

臨地実習・校外実習で管理栄養士・栄養士の実践活動を行う際には、これらの科目だけではなく、「基礎栄養学」「応用栄養学」「栄養教育論」をはじめ、幅広い分野での知識や技術が求められます。しかしそうだからといって、かけ離れた実習テーマを設定することは望ましくありません。

表1-8は、「給食経営管理論」「給食の運営」の実習テーマの例です。

表1-8 「給食経営管理論」「給食の運営」の実習テーマ（例）

| 「給食経営管理論」臨地実習を行う場合の実習テーマの例 | |
| --- | --- |
| 病院での実習 | |
| ・病院給食システムにおけるIT活用の概要と特徴* <br> ・HACCPに基づく給食の衛生管理についてハード面とソフト面の概要と特徴* | ・調理作業における人員配置と作業管理 <br> ・管理栄養士・栄養士業務の分析 <br> ・入院患者との面談や、アンケートあるいは観察を通した病院給食における喫食者ニーズの分析 |
| 事業所での実習 | |
| ・事業所給食の栄養管理と栄養教育の実際 <br> ・ABC分析による売れ筋メニューの抽出と考察 <br> ・HACCPに基づく給食現場の衛生管理と工夫点 <br> ・適時・適温配膳を行うために必要なハードとソフト* | ・生産（調理）における適正人員配置と調理作業の標準化 <br> ・給食業務のコンピュータシステムについて（献立、発注、在庫管理の一元化） <br> ・事業所給食における喫食者ニーズの把握と対応 |
| 「給食の運営」校外実習を行う場合の実習テーマの例 | |
| 病院での実習 | |
| ・食数把握システムの概要と特徴 <br> ・嗜好調査、残菜調査（残食調査） | ・調理や盛りつけ作業、ベルトコンベア作業における配膳作業 |
| 事業所での実習 | |
| ・給食現場の衛生管理を実施するための技術と工夫点 <br> ・献立作成時のポイントと原価との調整 <br> ・大量調理における調理作業、品質の標準化 | ・残菜調査による利用者ニーズの把握 <br> ・調理、盛りつけ、提供サービスにおける技術と工夫点 |

注）＊印は「給食の運営」校外実習と共通するテーマ。
出所）図1-1に同じ p.47、50、66、68を一部改変
日本栄養士会・全国栄養士養成施設協会編『臨地実習及び校外実習の実際（2014年版）』p.59を一部改変

## 3 ── 配属実習中の「気づき」

### 1 問題意識をもつことで気づきを生む

　配属実習を行っているときには、様々な疑問を感じたり、発見をすることがあります。それらは、設定した具体的達成課題と無関係のこともあります。そのようなときには、具体的達成課題に関係ないからと無視するのではなく、しっかりと「感じたこと」「気づいたこと」「発見したこと」「学んだこと」として実習日誌に記録しておく必要があります。

　臨地実習・校外実習において「気づき」はとても大切なことです（表1-9）。ともすると、「何となくわからない」「何となく困っている」状態であっても、問題として自覚できていないこともあります。問題意識がなければ、気づきも生まれません。自分がわからない、あるいは困っている状態であれば、何がわからないのか、何に困っているのかを具体的に考えて、自分で解決できないと判断した場合には、そのことを同じグループのメンバーや実習指導者に相談します。まわりの人たちの意見から解決方法を導き出します。

### 2 問題解決に取り組む

　気づくことと同時に重要なのが、解決する能力です。実習期間中は、様々な判断が求められます。実習施設では施設運営の理念や信念から、多種多様な運用方針があります。たとえば、病院の患者に対して「患者さま」と呼んだり、「患者さん」と呼ぶなどの違いがあります。高齢者への声かけなどは子ども扱いしていないか、目の位置をあわせているかなど細かいチェックが入ることがあります。たとえ大学で学んでいないことであっても、また、大学で学んだことと異なる事柄に対しても、実習生自身が判断し、対応し、行動しなければなりません。そのためには、様々なことにアンテナを張って、「どうして制服で病棟に出てはいけないのだろうか」などと常に注意を払い、問題意識をもち、気づきを促す必要があります。慣れないうちは気疲れすることもありますが、これができなければ、汚れた白衣で病棟に出てしまうなどの失態をしてしまうことになります。

　実習施設によっては、がんを告知された患者を担当することになるなど思いもかけない状況になることもあります。多くのことに気づき、判断に悩み、人間として大きく成長できる機会となります。それが臨地実習・校外実習の醍醐味でもあります。

### 3 気づきを実習日誌に記録し、深める

　気づいた事柄とあわせて、自分が感じたことや解決方法の提案なども実習日誌に記録しておきます。特に管理栄養士は、栄養士法によれば、単に技術を身につけるだけではなく、その技術を活用できるマネジメント能力が必要とされます。ですから、実習日誌に記録する内容としては、たとえば「キャベツのせん切りが速くなった」ではなく、「調理作業に従事することによって、キャベツのせん切りを速く行う方法を学ぶことができた（気づいた）」という姿勢が望まれます。これらについては、実習日誌に記録し、実習指導者の意見が加わることによって、より一層、気づきが深まります。

　さらには、実習施設の職員も気づかなかった事柄を、実習生が気づくことによって施設運営に活かせる場合もあります。細かいことだからと見逃したりせずに、実習指導者と何でも相談できるように十分なコミュニケーションをとることが重要です。

表1-9 気づき（例）

| |
|---|
| **臨地実習全般（図1-1の一部再掲）**<br>・業務上の問題点や課題があることに気づく。<br>・個人の多様性や喫食者ニーズの変化に気づく。<br>・予定外や予想外の出来事や要求に臨機応変に対応する必要があることに気づく。<br>・栄養摂取状況から栄養管理を必要とする人が多いことに気づく。<br>・問題点や課題への取り組みの重要性に気づく。<br>・管理栄養士・栄養士業務の重要性に気づく。 |
| **臨床栄養学**<br>・栄養状態不良の患者が多いことに気づく。<br>・患者にとって食事がいかに大切で、楽しみなものであるかに気づく。患者への思いやりの気持ち。<br>・人により食事に対する考え方や感じ方が多種多様であることに気づく。<br>・予定外や予想外の出来事や要求に臨機応変に対応する必要があることに気づく。<br>・医療において管理栄養士業務の大切さに気づく。<br>・入院から退院に至るまでの病状や栄養状態が刻々変化し、それに対応する必要性に気づく。 |
| **公衆栄養学**<br>・地方公共団体（都道府県・特別区・市町村）や国単位で健康・栄養問題を考えることの必要性に気づく。<br>・健康・栄養調査結果などの各種調査結果を収集・整理し、総合的な分析による地域診断の必要性と難しさに気づく。<br>・高齢化の一層の進展に伴い、在宅療養者など食の問題を抱え、様々な栄養関連サービスを必要とする人が多いことに気づく。<br>・保健・医療・福祉及び介護領域などのほか、農政、産業振興、環境保全などの多領域と有機的かつ効果的な仕組みづくりを進めることの必要性に気づく。<br>・住民の主体的な参加の重要性と難しさに気づく。<br>・地域診断の結果から地域の優先的な健康・栄養課題を明確にし、課題の解決に向け、計画の立案・実施・評価のマネジメントサイクルに基づき施策を推進することの重要性に気づく。 |
| **給食経営管理論**<br>・喫食者ニーズ、メニュー、提供方法、サービスの多様性に気づく。<br>・嗜好調査などの情報収集の必要性とデータ分析の難しさに気づく。<br>・給食は個人対応が目標であるが、集団を対象とした栄養管理においてどのような工夫がなされているかに気づく。<br>・対象集団が抱える健康問題（生活習慣病など）に対応するため、栄養情報の提供など栄養教育をどのように行っているかに気づく。<br>・業務は計画通りに進まないことが多いことに気づく。 |
| **校外実習（給食の運営、図1-2の一部再掲）**<br>・給食は施設の目的、対象者の特性に応じて実施されていることに気づく。<br>・給食の計画では、考慮すべき点が多岐にわたっていることに気づく。<br>・計画通りに進まない業務が多いことに気づく。<br>・給食施設のレイアウトが作業動線や衛生管理などの理にかなったものであることに気づく。<br>・時間内に処理することの難しさと現場従事者の工夫などに気づく。<br>・衛生管理の徹底がいかに難しいかに気づく。 |

出所）図1-1に同じ p.6、7、35、37、39、41を一部改変

# 第6節 実習施設への事前訪問

## 1 事前訪問の目的

　実習が行われる1か月前から数週間前を目安として、実習施設の事前訪問を行うことがあります。事前訪問の目的は、簡潔に言えば、実習生と実習指導者双方の情報収集と実習への共通認識づくりです。実習生は、実習施設のことを知って実習のイメージをつくることと、実習生側のことを実習施設側に伝える場として重要な意味をもっています。

## 2 電話での事前訪問の依頼の仕方

　事前訪問を行うためには、まず、実習施設にアポイントをとらなければなりません。事前訪問は、アポイントをとるための電話からすでに始まっています。第一印象に関わりますので、丁寧な言葉遣いに心がけることはもちろん、図1-11を参考にして電話応対のマナーを確認しておきましょう。

**病院**
　○○病院です。

↓

**実習生**
　私、○○大学の○○○○と申します。臨地実習（校外実習）の打ち合わせをさせていただきたく、実習ご担当の○○○○先生をお願いできませんでしょうか？

- 実習指導者の名前がわからないときは「実習ご担当の先生」で構いません。
- 相手が実習指導者であった場合には次に進みます。相手が代わった場合には、改めて名乗ってから次に進みます。

↓

**病院**
　実習担当の○○○○です。

- 実習指導者が不在のときは、いついらっしゃるのかを尋ねて電話をかけ直します。あるいは、実習指導者との打ち合わせ日時を決めたい旨の伝言をお願いできるかを確認し、こちらの都合がつく打ち合わせ日時を伝えておくとともに、電話をかけ直す日時を伝えておきます。この場合には、昼間に連絡がとれる番号を伝えておきましょう。

↓

**実習生**
　私、○○大学の○○○○と申します。臨地実習（校外実習）でお世話になりますが、どうぞよろしくお願いいたします。実習の前に、先生との打ち合わせをお願いしたく、お電話をさせていただきました。先生のご都合はいかがでしょうか？

- 実習指導者との都合がつけば、訪問日時を決めて、交通手段、持ち物（事前訪問時の提出物）と打ち合わせ場所などを確認します。
- できるだけ先方の都合にあわせることが基本ですが、どうしても都合がつかない場合には「その日は○○が予定されておりますので、申し訳ございませんが、ほかにご都合のよろしい日はございませんでしょうか」とはっきり伝えます。遠慮してはっきりしない態度はいけません。
- 実習指導者との都合がつかなければ、電話で実習の打ち合わせをお願いします。この場合は「この電話で打ち合わせをさせていただいてもよろしいでしょうか？」と確認します。そのときの電話で都合が悪い場合には、ご都合がよい日時を確認して、こちらからかけ直します。

↓

**実習生**
　お忙しいところ、ありがとうございました。失礼いたします。

- 日程調整が済んだら、「それでは、○月○日の○時におうかがいします」と改めて日時を繰り返し、あいさつをして、相手が電話を切ったことを確認してからこちらの電話を切ります。

図1-11　電話でのアポイントのとり方（例）

電話で実習施設に事前訪問を依頼する際には、必ず手元にメモ帳と筆記用具、予定表を準備しておきましょう。電話をかける時間帯は、平日の9時から17時で昼食の配膳時間前後は避けます。周りの音が入らないように静かな場所を選びましょう。実習生全員がそろって訪問できるように、あらかじめ数日分の予定を調整し、リーダーが実習施設に連絡します。

事前訪問の日時、集合場所、交通手段のほか、事前訪問時の提出物についてもアポイントをとるときに確認し、別冊実習ノートの「事前訪問記録」に記入しましょう。

## 3 事前訪問で確認すること　➡ 別冊実習ノート参照

事前訪問では、確認すべき事項が数多くあります。必ずメモをとるようにしましょう。事前訪問終了後は、速やかにすべての内容を担当教員に報告します。特に実習指導者から養成施設に向けての連絡事項があった場合には、確実に報告してください。

事前訪問では、主に面接とオリエンテーション、見学が行われます。面接では、初めて実習指導者と実習生が顔合わせをします。実習生は実習計画書を持参し、設定した実習テーマについて実習指導者と話し合います。オリエンテーションでは、施設の特徴や実習に関する基本的な事項（実習時間、実習内容、携行品、更衣・休憩場所など）の説明を受けます。また、実習施設を見学しながらの説明も行われます。特に以下の点に留意して事前訪問に臨みましょう。

### ❶実習施設の場所と通学時間（所要時間）を確認する

事前訪問の際には、基本的に公共交通機関を利用します。実習施設の場所はもちろん、利用する路線や駅名、バス停や時刻表、所要時間などを前もって確認し、当日は道に迷った場合でも場所を探すだけの時間の余裕をもって出かけ、約束の時間に遅れないようにしましょう。公共交通機関がない場所に実習施設がある場合や自宅からの交通が不便な場合には、自家用車を使用してよいか、駐車場はあるかなどを事前に電話で確認します。

### ❷実習施設を見学する

実習指導者の案内で実習施設を見学する機会があります。実習生が抱きやすい施設や利用者のイメージと実際とは違うことがありますので、まずは見学する際に、施設の建物・設備、利用者、施設周辺の環境をみて確認することを通して、その施設の理念や特徴、利用者の思いなどを理解します。

### ❸実習の時間や内容などについて確認する

事前訪問では、実習指導者から実習内容と日程が示されますので、実習の時間や内容、注意点、準備、様々な条件など基本的なことについてオリエンテーションが行われます。確認事項の例は、表1-10（別冊実習ノート「事前訪問記録」参照）のとおりです。

この中で特に重要なことは、実習生が計画している実習テーマに、その施設で取り組むことができるかどうかについて話し合うことです。実習生は、自己の実習テーマを明確化するために、また、事前学習の成果として実習計画書を作成します。一方、実習施設の指導者は、施設や業務の特徴を活かせる内容やこれだけは実習生に学んでほしい内容で実習を組み立て、実習生に示します。そこで、事前訪問では、実習計画書で設定した実習テーマについて実習生が説明し、実習指導者の実習内容との一致点、不一致点を探り、どのように修正するかを

話し合います。

## 4 配属実習初日までに必要な準備を確認する

　配属実習が始まる前までに必要な準備についても、実習指導者からオリエンテーションが行われます。たとえば、多くの場合、健康診断書や検便結果を配属実習初日に提出するように指導されます。検便については、結果が陰性者のみ実習可能で、陽性者や検査を忘れた者は実習できません。検査を行う際、検体提出日は厳守です。事前に準備して、当日にグループリーダーがまとめて提出するようにします。

　また、事前訪問の際に実習施設から宿題として、事前に学習しておくべき課題（事前学習課題）が出されることがあります。事前学習課題は、献立作成、給食だよりの作成、ポスターの作成など実習施設によって様々です。

　配属実習期間中の携行品についても事前訪問で説明がありますが、表1-11（別冊実習ノート「事前訪問記録」参照）をもとにして確認しましょう。また、配属実習初日に提出するように指示されたものは、「事前訪問記録」に記入して忘れないようにしておきましょう。

　なお、携行品については、以下の点に留意してください。

- 筆記用具や電卓など自分の持ち物には名前を書きましょう。
- 多額の現金、貴重品など実習に不要なものは持ち込まないようにしましょう。

表1-10　事前訪問で確認する基本的な事項（「給食の運営」「給食経営管理論」「臨床栄養学」の例）

```
□実習施設の概要（運営主体、沿革、理念・方針、事業内容、職員構成、利用者の実態など）
□実習内容と日程
□実習時間（開始・終了時間、休憩時間、初日の集合時間と場所、交通手段など）
□配属実習中の服装、髪型、身だしなみ
□携行品
□更衣室（ロッカー）や控え室などの使用方法
□実習日誌の書き方、提出方法
□事前の課題、準備
□配属実習初日の提出物
□給食費など実習に必要な実費負担と支払方法
□遅刻・欠席、緊急時の連絡方法
```

表1-11　携行品のチェックリスト（「給食の運営」「給食経営管理論」「臨床栄養学」の例）

```
□実習ノート                          □ズボン（調理室内用）
□名札                                □帽子（調理室内用）
□日本食品標準成分表                  □使い捨てネット帽子（調理室内用）
□食品交換表（糖尿病、腎臓病）        □エプロン（布前掛け）
□筆記用具                            □調理用靴（コックシューズ）
□電卓*1                              □白長靴
□メモ帳*1                            □ナイロンエプロン
□印鑑（出席簿に捺印するため）        □紙マスク
□白衣（調理室外用）*2                □包丁*3
□上靴（調理室外用：スニーカーなど）  □健康保険証の写し（急病、けが、深い切り傷、
□着替え（調理室外用：シャツ、上着）    やけどなどの診察）
□調理衣（調理室内用）*2              □必要経費（給食費、交通費など）
```

*1　常に携帯すること。
*2　原則として毎日洗濯すること。
*3　包丁はよく研いでおくこと。

- 配属実習最終日は持ち帰り品の点検を行い、忘れないようにしましょう。
- 養成施設から借りた物品について、返却方法、破損・紛失した場合の取扱いなどは、各養成施設で確認しましょう。
- お菓子の持ち込みは厳禁です。飲み物については確認しましょう。
- 不明な点は、養成施設の担当教員に確認してください。

## 第7節 記録の意味と実習日誌の書き方

### 1 実習日誌とは

　配属実習期間中、実習生は、実習日ごとに「実習日誌」を書きます。実習日誌は、実習中の体験を単に記録するだけのものではなく、日々の実習で学んだ内容を実習日誌に記録するという言語化の作業を通して、実習テーマや具体的達成課題に基づく自己の実践を客観的に振り返り、どのくらい取り組み、達成できたのかを評価するための営みです。そうして得られた気づきは、次の日の実習に活かします。

　また、実習日誌は、実習生自身が書いて活用しますが、実習生と実習指導者とのコミュニケーションツールでもあります。実習指導者は、実習日誌に書かれている内容から実習生一人一人の考え、行動、成長を把握して、コメントを記して指導・助言を行います。また、担当教員も巡回指導時には実習日誌を読み、個々の実習生の実習の様子を確認します。つまり、実習日誌を書く目的は、次のように集約できます。

①実習生自身の実習体験の言語化を通して、客観的に実践を振り返る。
②日々の具体的達成課題の達成度合いを確認し、次の実習につなげる。
③自己の成長を確かめる。
④実習指導者とのコミュニケーションツール。

### 2 実習日誌を書く際の留意点

　実習生が実習日誌に記録するときは、授業でメモをとるように自分だけが理解できる書き方ではいけません。前述のとおり、必ず読み手がいることを意識しましょう。読まれて活用されてこそ、記録は意味をもちます。読みやすい実習日誌を書くうえで、特に以下のことに気をつけましょう。

①誤字・脱字のないように注意しましょう

　実習施設内で実習日誌を整理する場合があります。辞書を持参するか、自宅に帰ってから表記などを必ず確認してください。「調理師」を「調理士」、「看護師」を「看護士」と表記する間違いなどがよくあります。提出前に必ずもう一度チェックしましょう。

②言葉遣いに注意しましょう

　「でも/だけど」「すごい」「めっちゃ」などの話し言葉を使わないようにします。「しかし」「たいへんな」「とても」など書き言葉でまとめてください。

③文末表現を統一しましょう

　文章の中に「です・ます」調と「である」調を混ぜないようにしましょう。簡潔な表現が求められることから、文末は「〜した」「〜だった」「〜である」などに統一します。

④できるだけ専門用語を使用しましょう

　患者・利用者やその家族とのコミュニケーションではできるだけ平易な言葉遣いをしなければなりませんが、スタッフ間ではできるだけ専門用語を使用します。実習日誌もスタッフ間のコミュニケーションであることから、できるだけ専門用語を使用するようにしましょう。配属先の施設（病院、介護老人福祉施設、社会福祉施設、学校、事業所、保健所）に応じた専門用語を調べておくと、コミュニケーションも円滑に進みます。

⑤適切な文字の大きさと分量を保ちましょう

　貴重な体験をしているわけですから実習日誌に余白が目立ち、あまり記録されていないということは考えられません。また逆に、書ききれないからといって小さい文字で詰め込むように記入すると、実習指導者が読みにくいので避けてください。どうしても書ききれない場合にはページを追加するようにしましょう。

⑥主観と客観的事実を明確に分けて書きましょう

　客観的事実が求められる記述に「すばらしい」「つまらない」といった主観的な言葉、書き手の価値観に依存したり、書き手のとらえ方によって変化するような表現を混在させてはいけません。価値観に依存した表現の中でも、特に「喜ばしい」など心情的表現は避けます。事実と感想、推測、考察を書き分けるために、事実はその事実の裏づけが必要ですし、単なる感想や推測ではなく、考察を書く場合には、どのような事柄に対して、何を根拠としてそう考えるのかを示すことが不可欠です。

⑦必要なことを簡潔に整理して書き表しましょう

　実習内容そのものを記す場合は、長文で記入することは避け、箇条書きにするなど明瞭に記します。実習中のすべての出来事を羅列するような書き方ではなく、ポイントをつかんで記述しましょう。まとめの部分は、感想を中心に記入しがちです。日記や感想文を書くわけではありませんから、その日の課題の取り組みを反映させて考察を加え、その日に学んだ成果を報告する内容にしてください。質問事項のみの内容や言い訳に終始した内容ではいけません。また自身の質問だけでなく、指導者からの質問と自身の回答及び模範回答を記録し、あとで復習できるようにしましょう。

⑧具体的な表現に心がけましょう

　あいまいな表現は誤解を招きます。5W1Hを基本にして、具体的に書くことが大切です。「コミュニケーション」「関係」「問題」などよく使われる表現ですが、どのような事柄をイメージして使用しているのか、できるだけ他の言葉に置き換えて、書き手と読み手の理解にズレが生じないように工夫しましょう。

⑨プライバシーに配慮しましょう

　実習日誌で患者・利用者の名前を記載する場合は、必ず匿名化します。匿名化していない患者・利用者の個人情報は、紙媒体・電子媒体を問わず、配属実習先から持ち出してはいけません。

## 3　実習日誌に記録する内容　→ 別冊実習ノート参照

　実習日誌に記録する項目は、①その日の実習日課と具体的な実習内容、②1日のまとめ（課題の達成度、反省点、考察など）です（表1-12）。また、前述のとおり、実習日誌は、実習指導者に翌日の実習開始前に提出し、指導・助言をいただくためのコメント欄があります。実習生が理解した状況、実習生の実践の意図、その結果の解釈や考察をしっかり記録に残す

表1-12 「実習日誌」の記入方法

| 【　　日目】 | | | |
|---|---|---|---|
| 日　時 | 平成　年　月　日　曜日　時　分～　時　分 | | |
| 本日の課題（目標） | | | |
| 実習日課 | 実習内容 | | |
| 午前 | | | |

**実習内容**
1日の実習プロセスを日課にしたがって整理します。利用者の日課ではなく、実習生としての自分自身の活動の節目として日課を整理します。実習内容も、実習生自身を主体として整理します。

1日のまとめ（課題の達成度、反省点、考察など）

**1日のまとめ（課題の達成度、反省点、考察など）**
- その日の目標である具体的達成課題の達成度を自己評価し、何がどのように達成できたのか、また、何ができなかったのか、反省点を簡潔にまとめます。
- 考察は、その日の目標がどのように具体化され、結果はどうであったかを記録するとともに、実習で体験したことに対して、気づいたこと、深めたことをまとめます。このとき、実習内容の項目のどの場面の考察なのかが実習指導者に理解できるように書くことが大切です。
- まとめた内容をふまえて、次の日の発展的な課題を整理します。その際には、課題とともに、どのような方法によって達成しようとしているのかについても書いておくと、実習生の意図ややりたい内容が実習指導者に具体的に伝わります。

ことで、実習指導者の指導・助言がより具体的なものになります。

## 第8節 反省会

　実習施設では、配属実習最終日に反省会（実習のまとめ、評価会）を行います。また、実習期間が2週間以上の場合には、最終日だけではなく中間反省会を行うこともあります。多くの場合、反省会は配属実習期間中に行われるため、自分の実習を十分整理できていない状態で臨むことになるかもしれませんが、この反省会が実習生にとっての事後学習の実質的なスタートとなります。

　一般的な反省会の形式は、同一施設での実習生同士による実習の総括報告や、発表に対して実習指導者などからコメントが述べられるものですが、実習施設によってその形式や内容は異なります。しかし、どのような形式や内容であっても、自分と同じ施設で実習を行った他者の反省内容や体験の報告、発表内容を聞くことになりますので、実習生の主観的・断片的な現場実践への理解を補完し、より全体的・客観的なものにすることができるでしょう。これが実習施設で行われる反省会の1つの目的です。もう1つの目的は、基礎知識の習熟度、課題の達成状況、実習態度などについて実習生自身が振り返ることです。特に配属実習期間の中間で行われる反省会では、実習始期に設定した実習テーマ、具体的達成課題といった実習計画を修正し、後半の実習に臨むという意味があります。また、配属実習期間の中間で帰校日を設定し、担当教員による指導が行われたり、あるいは、配属実習期間の中間で担当教員の実習訪問による指導が行われる場合も同様の機会ととらえましょう。

第1章
配属実習が始まる前に

第2章
主な施設・機関の実習内容

第3章
配属実習を終えてから

## 第1節 病院・介護老人保健施設での実習

### 1 病院・介護老人保健施設での実習内容と日程

#### 1 ── 病院・介護老人保健施設での主な実習内容

病院や介護老人保健施設で履修可能な実習科目は、「臨床栄養学」「給食経営管理論」「給食の運営」です。実習先が病院・介護老人保健施設といった医学的管理を目的とした施設の場合には、その特徴からおおよそ以下の実習内容が考えられます。実習先の施設・設備や人的な条件にもよりますが、実習を計画する際の参考にしてください。

**1 「臨床栄養学」として実習する場合の主な内容**
① 外来患者、入院患者・入所者を対象とした栄養食事指導
② ベッドサイドへの訪問により、入院患者・入所者の栄養問題が実際に存在していることの把握
③ 栄養アセスメント、カンファレンス（ケア・カンファレンス）、栄養ケアプランの立案
④ チーム医療（NST、クリニカルパスなど）の実際
⑤ 医療スタッフの一員として、患者・入所者への関わり方（対応やマナーなど）
⑥ 入院患者・入所者に対する個別対応（栄養・食事面から）の実際
⑦ 栄養食事指導や栄養管理の報告書、並びに診療録（カルテ）の実際
⑧ ケーススタディ（事例研究法）の実際
⑨ 病院・介護老人保健施設における栄養部門業務のあり方、実習施設の取り組み

**2 「給食経営管理論」として実習する場合の主な内容**
① 医療関連施設における栄養部門業務全般の基本的な理解と経営ビジョンに基づく部門業務の運営方法
② 給食の現場におけるマーケティング、経営管理などの給食経営管理の知識・技術の活用
③ 個人の栄養管理を実施するうえでの給食業務の合理化・標準化の観点から、マーケティング、選択オーダー、業務分析などにおける工夫や技術の活用
④ 医療関連施設における食数管理、食事オーダー管理の体制とシステム
⑤ 医療関連施設で提供する食種、個別の食事内容に対応するための体制とシステム
⑥ 適時・適温配膳のための作業工程管理と機器・備品などの活用方法
⑦ 栄養部門の業務（栄養指導や栄養管理など）が安定して遂行されるための工夫や合理化
⑧ 院内感染や食中毒などを予防するための衛生管理の方法
⑨ 嗜好調査や摂食量の調査などの実施と実習施設における栄養・食事の課題の検討

**3 「給食の運営」として実習する場合の主な内容**（＊印は「給食経営管理論」と同じ実習内容）
① 医療関連施設における栄養部門業務全般の基本的な理解＊
② 献立作成から配膳に至る一連の実務（全般または一部）
③ フードサービスの観点からの工夫や技術の活用方法
④ 医療関連施設における食数管理、食事オーダー管理の体制とシステム＊

表2－1　病院・介護老人保健施設で行われる実習日程（例）

| 日程 | 実習内容 ||
|---|---|---|
| | 午前 | 午後 |
| 1日目 | ・オリエンテーション<br>・病院の特徴と部署の紹介 | ・昼食風景の見学、他職種が食事に関わる場面の見学<br>・摂食・嚥下リハビリテーションの現場見学 |
| 2日目 | ・常食から特別食への献立の展開<br>・糖尿食、腎臓食などへの献立の展開<br>・栄養出納表（給与食品検討表）の作成 | ・病棟ラウンドの随行<br>・糖尿食の単位計算及びカーボ計算 |
| 3日目 | ・行事食の献立作成<br>・選択メニューの聞き取り | ・病棟ラウンドの随行<br>・選択メニューの集計、指示書の作成<br>・選択メニューの食札の作成 |
| 4日目 | ・納品・検収（温度、重量、賞味期限などの記録）<br>・食器洗浄<br>・常食の調理作業、盛りつけ作業 | ・配膳作業、下膳作業<br>・下処理作業 |
| 5日目 | ・調理補助<br>・嚥下食の調理全般 | ・嗜好調査票の作成 |
| 6日目 | ・NST対象患者の情報収集の見学、補助<br>・嗜好調査、喫食状況の聞き取り調査の実施 | ・NSTランチョンセミナーへの参加<br>・NSTカンファレンス、NSTラウンドの見学<br>・褥瘡回診、胃ろう注入の見学、胃ろう造設の見学 |
| 7日目 | ・入院診療計画書の説明と栄養管理計画の作成 | ・病棟での患者の情報収集、栄養管理計画の見直し |
| 8日目 | ・栄養食事指導の見学<br>・SOAP形式による栄養食事指導記録の記入の練習 | ・模擬栄養食事指導の実施<br>・SOAP形式による栄養指導記録の記入<br>・栄養食事指導の反省会 |
| 9日目 | ・担当患者の情報収集<br>・栄養管理計画の作成 | ・担当患者の情報収集の結果と栄養管理計画の発表、確認<br>・グループワーク |
| 10日目 | ・担当患者の栄養管理計画の発表<br>・グループワーク | ・実習のまとめと反省会 |

⑤医療機関（医療提供施設）で提供する食種の多様さ、介護老人保健施設で提供する食事形態、食事内容の複雑さなどに対応するための献立管理、食数管理、調理工程・作業工程管理など
⑥適時・適温配膳のための作業工程管理と、施設・設備、機器・備品などの活用方法*
⑦院内感染や食中毒などを予防するための衛生管理の方法*

## 2──病院・介護老人保健施設での実習日程例

表2－1は、病院・介護老人保健施設で「臨床栄養学」「給食経営管理論」「給食の運営」を2週間で行う場合の実習日程の例です。

# 2　病院の特徴

## 1──病院の目的と類型

　医療法によれば、病院とは「医師又は歯科医師が、公衆又は特定多数人のため医業又は歯科医業を行う場所であつて、20人以上の患者を入院させるための施設を有するものをいう。病院は、傷病者が、科学的でかつ適正な診療を受けることができる便宜を与えることを主たる目的として組織され、かつ、運営されるものでなければならない」と規定されています。

また、今日の病院は、その機能や提供する医療サービスに応じて、いくつかの類型に分類されています（表2-2）。一般病院は最も基本的な病院の形態で、通常の医療サービスを提供します。一方で、特定機能病院は高度な医療技術の提供や臨床研究、医療技術の開発を目的とした病院です。地域医療支援病院は、地域のかかりつけ医や歯科医を支援し、地域医療の充実を図る役割を担います。また、精神疾患に特化した精神科病院や、結核患者を対象とする結核病院のように、特定の疾患や患者層に対応する専門病院もあります。

表2-2　病院の類型

| | | |
|---|---|---|
| 病院 | 一般病院 | 20床以上の病床を有する一般的な医療サービスを提供する病院 |
| | 特定機能病院 | 高度な医療を提供し、先進的な医療技術の開発や臨床研究を行う病院 |
| | 地域医療支援病院 | 地域医療を支える施設として、かかりつけ医や歯科医の支援を行う病院 |
| | 臨床研究中核病院 | 臨床研究を行い、その中核的な役割を果たす病院 |
| | 精神科病院 | 精神病床のみを有する病院 |
| | 結核病院 | 結核病床のみを有する病院 |

## 2 ── 食事療養を担当する部門の組織

「入院時食事療養及び入院時生活療養の食事の提供たる療養の基準等に係る届出に関する手続きの取扱いについて（別添）」によれば、「入院時食事療養及び入院時生活療養の食事の提供たる療養を担当する部門が組織化されており、常勤の管理栄養士又は栄養士が入院時食事療養及び入院時生活療養の食事の提供たる療養部門の責任者となっていること。また、診療所にあっては管理栄養士又は栄養士が入院時食事療養及び入院時生活療養の食事の提供たる療養の指導を行っていること」と定められています。したがって、病院の食事療養を担当する部門は独立して組織化され、その中で管理栄養士・栄養士が中心的な役割を果たすことが求められています。図2-1は、食事療養を担当する栄養科が診療補助部門系統に位置づけられた組織図の例です。

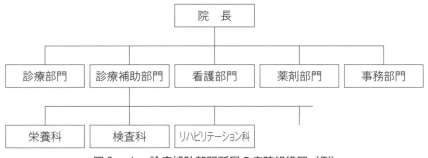

図2-1　診療補助部門所属の病院組織図（例）

## 3 ── 病院の管理栄養士・栄養士の主な業務と役割

- 病院の管理栄養士・栄養士の役割は、入院・外来患者の栄養状態を常に確認し、その人にあわせて、栄養補給（栄養量の決定、栄養補給方法の決定、食事の提供）と栄養指導によって、患者の治療に貢献することです。
- 管理栄養士・栄養士は、病院の組織としては栄養部門のリーダーとしての立場であり、病院経営における中間管理職の立場でもあります。

表2-3 病院における管理栄養士・栄養士の業務区分（例）

| | | |
|---|---|---|
| 栄養部門<br>（栄養部門の管理運営） | ・業務企画（人事関係、予算関係、文書関係、健康管理関係、研修及び報告書関係）<br>・施設整備関係 | ・情報管理関係<br>・部門内外への連絡調整関係<br>・委託業者への連絡調整関係 |
| 栄養管理<br>（栄養ケア・マネジメント） | ・入院時食事療養関係<br>・食事基準、食事箋関係<br>・食事調査関係 | ・栄養委員会関係<br>・献立作成関係 |
| 栄養・食事管理 | ・食数管理関係<br>・作業工程管理関係<br>・衛生管理関係<br>・検食関係 | ・物品管理関係<br>・備品管理関係<br>・調理業務関係 |
| 栄養食事指導 | ・栄養指導計画の作成<br>・在宅患者訪問栄養指導 | ・入院患者栄養指導<br>・集団栄養食事指導 |

出所）長浜幸子・長崎洋三・手塚緑編『実践　臨床栄養学実習』第一出版　2010年　p.12を一部改変

表2-4 病院の臨床栄養担当と給食業務担当の管理栄養士のある1日の主な業務（例）

| | |
|---|---|
| 臨床栄養担当の管理栄養士の主な業務 | |
| 午　前 | ・朝礼（特別食対応給食の共有や給食担当者と臨床栄養担当者との情報共有）<br>・外来栄養食事指導、NST準備、ICU、周術期担当等<br>・入院栄養診療作成、栄養管理計画書、栄養サマリー等記入<br>・褥瘡評価実施<br>・情報連携提供書作成 |
| 午　後 | ・ミールラウンド<br>・担当病棟入院栄養食事指導<br>・栄養指導記録作成<br>・担当病棟カンファレンス（週一回）<br>・担当病棟NST回診と回診後の記録作成<br>・夕礼（特別対応給食の共有や給食担当者と臨床栄養担当者との情報共有） |
| 給食業務担当の管理栄養士の主な業務 | |
| 午　前 | ・朝礼（特別食対応給食の共有や給食担当者と臨床栄養担当者との情報共有）<br>・前日入院分の処理や食札の作成<br>・検収作業、献立作成<br>・給食関係の帳票作成<br>・緊急入院や食種変更分の食札差し替え<br>・翌日分のアレルギー献立作成<br>・昼食の配食、特別食、アレルギー対応等のチェック |
| 午　後 | ・給食関係の帳票作成<br>・発注業務<br>・翌日入荷分の発注見直し<br>・緊急入院や食種変更分の食札差し替え<br>・翌朝食分の食札作成<br>・夕食の配食、特別食、アレルギー対応等のチェック<br>・夕礼（特別対応給食の共有や給食担当者と臨床栄養担当者との情報共有） |

- 病院で管理栄養士・栄養士が日常行っている業務区分の例と、管理栄養士のある1日の主な業務内容の例は、表2-3、2-4のとおりです。
- 近年の患者は、いくつもの疾患をあわせもち、食事療法も複雑化されてきていることが特徴で、病院での管理栄養士・栄養士の役割は大きくなっています。患者の情報は、カルテから読み取るだけではなく、患者本人と接したり、患者家族、他の専門職などから必要な

情報を得て、患者個人の適切な栄養管理のもと、いかにおいしく食べられるかを考えた献立によって治療を行うことが大切です。

## 4 ── チーム医療

### 1 チーム医療による栄養管理

- 近年、医療技術が高度化しており、良質な医療を提供するためには、医師だけではなく、高度な知識・技術をもつ様々な専門職が医師を中心としてチームを組み、医療を提供する「チーム医療」が推進されています。栄養管理も、管理栄養士をはじめとして、医師、看護師、その他医療従事者による共同体制を整備して行うことが求められています。

- 「栄養サポートチーム」（NST：nutrition support team）を組織している病院が徐々に増えており、医師、看護師、管理栄養士、薬剤師、臨床検査技師、理学療法士、作業療法士、言語聴覚士などの専門職によって組織されたチームが栄養障害の状態にある患者などに対して適切な栄養療法を行っています。なお、栄養サポートチームを編成してカンファレンスと回診を週1回程度開催している場合には、診療報酬として200点算定されます（「栄養サポートチーム加算」）。その他には、透析予防診療チームを編成し、糖尿病性腎症第2期以上の外来糖尿病患者に対して透析移行を予防するための医学管理を重点的に行った場合には、診療報酬として月1回350点算定されます（「糖尿病透析予防指導管理料」）。2024（令和6）年度の診療報酬改定では、透析予防診療チームを設置し、日本腎臓学会の「エビデンスに基づくCKD診療ガイドライン」等に基づき、慢性腎臓病の患者に対して、指導等を必要に応じて個別に実施した場合に「慢性腎臓病透析予防管理料」が算定されることになりました（初回の指導管理を行った日から起算して1年以内の場合300点）。

- 病院における管理栄養士・栄養士の役割や業務は、社会のニーズによって変化していくことがあります。たとえば、以前はほとんど関わりがなかったとも言える輸液管理も栄養管理上、管理栄養士の役割が重要になっています。輸液管理は、学内で十分に学習できていない場合もありますが、電解質やミネラルの血液生化学検査の単位はmEq/L（メック・パー・リットル、通称メック）であることから、病院で実習を行う場合には、単位換算ができるようにしておきましょう。ナトリウム（Na）と生理食塩水（NaCl）を例にした単位換算式は、以下のとおりです。

例1）$Na^+$の血漿濃度を145 mEq/Lとすると、$Na^+$の1 molの分子量は23 gであることから次のような式になります。
　　　145×23＝3335 mg/L≒3.3 g/L

例2）生理食塩水の$Na^+$及び$Cl^-$の濃度は154 mEq/Lです。生理食塩水の食塩濃度を求めると次のような式になります。
　　　154×（23＋35.5）＝9009 mg/L≒9 g/L

- チーム医療のカンファレンスに参加させていただくと、「アッペの患者さんの食事について……」「ウロ病棟から食事の相談依頼が……」などの会話が交わされる場合があります。「アッペ」は虫垂炎（盲腸）、「ウロ病棟」とは泌尿器科病棟のことです。最低限の医学知識は必要ですが、あまり耳慣れない医療用語は「……とはどういう意味ですか？」と質問しましょう（p.104「資料2」参照）。

**2 チーム医療の推進とクリニカルパス**

　チーム医療を推進し、チーム内の連携を強化するものとしてクリニカルパスがあります。クリニカルパスとは、疾患別医療の標準計画表に基づいた医療の管理手法です。患者に対して入院指導、オリエンテーション、治療、処置、検査、投薬、栄養食事指導、退院時指導など入院時から退院時までの間に対応すべき、すべてのケア介入内容が科学的根拠に基づいた標準的なものとして整理されており、どの職種がどの時点でどう介入するかが示されています。管理栄養士が関わるクリニカルパスもあり、栄養管理関連の業務が標準化されています。クリニカルパスは、医療スタッフ用のほかに、患者が入院の流れを理解しやすくするための患者用（入院計画表）があります。

　クリニカルパス導入の目的には、以上のような高品質で均等な医療の提供やチーム医療の推進のほかにもあります。指示の漏れやミスが少なくなって業務が効率化し、在院日数の短縮や経営の改善につながります。また、患者用パスの使用によって説明内容が明確になり、インフォームドコンセントも充実します。

## 5 ── 栄養管理体制の基準

　2012（平成24）年度から栄養管理体制の確保を入院基本料及び特定入院料の要件とし、診療報酬体系が簡素化されています。栄養管理を実施する場合には、あらかじめ管理栄養士をはじめとして、医師、薬剤師、看護師、その他の医療従事者が共同して栄養管理を行う体制を整備し、栄養管理手順を作成します。その際には、患者ごとに特別な栄養管理の有無を確認し、必要性のある患者のみ栄養管理計画書を作成します。

## 6 ── 病院における栄養管理の概要

**1 病院における栄養管理の流れ**

　栄養管理は、すべての入院患者に対して、入院時評価、再評価、退院時総合評価で実践されます。栄養管理の流れは、図2－2のとおりです。

①すべての入院患者に対して、検証済みのスクリーニングツール（例：MUST、NRS-2002、MNA®-SFなど）を用いて、栄養スクリーニングを実施し、栄養リスクのある症例を特定します。

②栄養スクリーニングの結果や特別な栄養管理の必要性がある場合は、各病院の基準をもとにして特別な栄養管理の必要性を決定し、入院診療計画書に記載します。

③入院診療計画書の項目で特別な栄養管理の必要性があると評価された入院患者の中で栄養リスクがあると判定された症例に対しては、GLIM（Global Leadership Initiative on Malnutrition）基準をそのまま適用するか、またはGLIM基準を参考にしつつ、各医療機関の機能や患者特性等に応じた標準的な手法により低栄養診断を行います（図2－3）。

④特別な栄養管理の必要性があると評価された入院患者ついて、患者ごとに栄養管理計画を立案します。具体的には、栄養管理目標、栄養補給量、栄養補給方法、特別食の有無、栄養食事相談、栄養状態の再評価の時期（モニタリング）などについて計画します。

⑤栄養管理計画を実施し、栄養管理計画で立案した再評価の時期に栄養アセスメントを行った項目について再評価します。再評価の結果、栄養管理計画を見直す必要があればその都度、栄養管理計画を見直します。

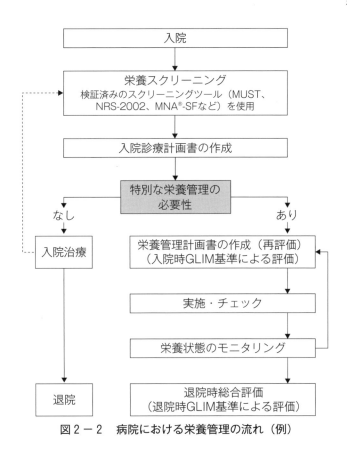

図2-2 病院における栄養管理の流れ（例）

●栄養スクリーニング
- 全ての対象者に対して栄養スクリーニングを実施し、栄養リスクのある症例を特定
- 検証済みのスクリーニングツール（例：MUST、NRS-2002、MNA®-SFなど）を使用

栄養リスクあり

●低栄養診断

| 表現型基準（フェノタイプ基準） ||| 病因基準（エチオロジー基準） ||
|---|---|---|---|---|
| 意図しない体重減少 | 低BMI | 筋肉量減少 | 食事摂取量減少/消化吸収能低下 | 疾病負荷/炎症 |
| □＞5％／6ヵ月以内<br>□＞10％／6ヵ月以上 | □＜18.5、70歳未満<br>□＜20、70歳以上 | □筋肉量の減少<br>・CTなどの断層画像、バイオインピーダンス分析、DEXAなどによって評価、下腿周囲長などの身体計測値でも代用可。<br>・人種に適したサルコペニア診断に用いる筋肉量減少の基準値を使用 | □1週間以上、必要栄養量の50％以下の食事摂取量<br>□2週間以上、様々な程度の食事摂取量減少<br>□消化吸収に悪影響を及ぼす慢性的な消化管の状態 | □急性疾患や外傷による炎症<br>□慢性疾患による炎症 |
| どれか1つ以上が該当 ||| ＋ どれか1つ以上が該当 ||

表現型基準と病因基準の両者から1項目以上該当

↓

低栄養と診断

□グレーの欄はGLIMの原著で、日本人のカットオフ値が定められていない項目

●重症度判定

|  | 意図しない体重減少 | 低BMI | 筋肉量減少 |
|---|---|---|---|
| 重度低栄養と診断される項目 | □＞10％、過去6ヵ月以内<br>□＞20％、過去6ヵ月以上 | □高度な減少 | □高度な減少 |

表現型基準の3項目で、より高度な基準値を超えたものが一つでもある場合は重度低栄養と判定され、一つも該当しない場合は中等度低栄養と判定

図2-3 GLIM基準による低栄養診断のプロセス

出所）日本栄養治療学会GLIMワーキンググループ作成「GLIM基準について」（2024.10.10改訂版）（参照：2025年1月16日）
https://files.jspen.or.jp/2024/10/glim_overview_20241010.pdf

⑥栄養管理目標に対して達成度を含め退院時総合評価を行います。

### ❷栄養管理計画の作成例

　管理栄養士は、特別な栄養管理が必要な患者の病棟を訪問して栄養アセスメントを行い、個別に栄養管理計画書を作成します。栄養管理計画書の記入例は、表2－5のとおりです。カルテなどで事前に必要事項は記入しておき、患者との面談でどのような情報を収集する必要があるかを確認しておきます。

　病棟訪問時に確認した事項は、栄養管理計画書に補足し、今後の栄養管理の目標、栄養補給に関する事項、栄養食事相談に関する事項などについて計画します。

## 7 ── 栄養障害の評価指標

　入院患者の栄養管理は、治療の一環として臨床上重要であり、患者の栄養状態を正しく評価し、患者の病態に応じた栄養管理計画を作成し、食事療法や栄養食事指導などを的確に実施できる管理栄養士・栄養士が望まれています。特に「臨床栄養学」臨地実習で、個別に栄養アセスメントを実施している施設で実習できる場合には、患者を担当して症例実習を行い、実習期間を通じて患者の理解に取り組みます。

　担当患者の入院時から現在までの病態や治療方法、食事形態の変化などについて電子カルテや実習指導者などから情報を収集して栄養アセスメントを行います。さらに必要な情報は、直接患者から収集します。このように管理栄養士として必要な情報は、患者や家族、医療チームの専門職などから聞き、患者個人にあわせた栄養管理計画を立案します。対象は患者であり、患者一人一人を疾患としてではなく人としてみることが大切です。

　身体計測と臨床検査による測定項目のうち、入院時に患者の栄養状態のリスクを評価する際の主な指標の測定方法、計算式、基準値は、次のとおりです。

### ❶身長・体重、身体構成成分

　身長と体重の計測は、最も簡易で基本的な身体計測法です。特に栄養評価では、現在の体重を理想体重や通常体重と比較して評価したり、体重変化がどのくらいの期間で起こっているのかなどの指標として用いられます（表2－6、2－7）。また、身体構成成分量を推定することによって栄養評価を行います（表2－8）。骨格筋量は、たんぱく質の栄養状態を推定する指標です。

### ❷血清たんぱく

　骨格筋とは別に、たんぱく質の栄養状態を血清たんぱくで評価します。ラピッドターンオーバープロテイン（RTP：rapid turnover protein）は、アルブミンよりも半減期が短いことから、短期間の栄養評価の指標として有用です（表2－9）。

表2-5 栄養管理計画書（例）

## 栄養管理計画書

計画作成日 ○年5月1日

フリガナ
氏名 ○○ ○○ 殿（⓪男・女） 病棟 5東
明・大・㊝・平 ○年 8月 9日生（69歳） 担当医師名 ○野 ○雄
入院日：○年 4月27日 担当管理栄養士名 南○ 幸○

### 入院時栄養状態に関するリスク

| |
|---|
| くも膜下出血術後後遺症　　合併症：褥瘡　　既往症：胆嚢炎（55歳）<br>2年前にくも膜下出血を発症し、当院にて治療されるが寝たきりとなりPEGにて在宅療養中<br>褥瘡悪化に伴うOP目的で入院　身長160 cm　入院前体重47 kg　MNA-SF 9点 |

### 栄養状態の評価と課題

| 体重 45 kg（測定日 4/27） | BMI 18.4 kg/m² | 体重減少（□無・☑有） |
|---|---|---|
| 浮腫（☑無・□有（□胸水・□腹水・□下肢）・□不明） | | |
| Alb値 2.4 g/dL（測定日4/27）<br>□測定なし | Hb値 9.9 g/dL（測定日4/27）<br>□測定なし | CRP 8.7 mg/dL（測定日4/27）<br>□測定なし |
| 【GLIM基準による評価（□非対応）※】判　定：□低栄養非該当　☑低栄養（□中等度、☑重度）<br>表現型（□体重減少　☑低BMI　□筋肉量減少）<br>病因（□食事摂取量減少/消化吸収能低下　☑疾病負荷/炎症）<br>褥瘡デブリードマン術予定　褥瘡悪化とOPによるストレス増加 | | |

※GLIM基準による評価を行っている場合は、記載すること。行っていない場合は、非対応にチェックすること。

### 栄養管理計画

| 目標 |
|---|
| 低栄養改善　Alb 2.4 g/dL→3.0 g/dL　　投与量アップ　1200 kcal→1600 kcal<br>経腸栄養剤（CZ-Hi）1200 kcal→経腸栄養剤（PN-Hi）1600 kcalに変更 |

| 栄養補給に関する事項 | |
|---|---|
| 栄養補給方法　□経口・☑経腸（□経口・□経鼻・☑胃瘻・□腸瘻）・□静脈 | |
| 栄養補給量（必要量）<br>・エネルギー　1600 kcal　・たんぱく質　60 g<br>・水分　　　　1200 ml<br>栄養補助食品の使用<br>☑無・□有（　　　　　　　　　　） | 嚥下調整食の必要性　☑なし　□あり<br><br>食事内容　CZ-Hi　1600 kcal<br><br>留意事項　OP後の経過をみて栄養量調整 |

| 栄養食事相談に関する事項 | |
|---|---|
| 入院時栄養食事指導の必要性　☑なし□あり（内容　　　　　　実施予定日：　　月　　日） | |
| 栄養食事相談の必要性　　　　□なし☑あり（内容　低栄養の改善　実施予定日：5月15日） | |
| 退院時の指導の必要性　　　　☑なし□あり（内容　　　　　　実施予定日：　　月　　日） | |

| 備考 |
|---|
| |

| その他の栄養管理上解決すべき課題に関する事項 |
|---|
| 褥瘡の治癒が遅い場合はアルギニン含有の栄養剤を検討 |

| 栄養状態の再評価の時期　実施予定日：　5月　15日 |
|---|
| 退院時及び終了時の総合的評価 |

出所）厚生労働省「基本診療料の施設基準等及びその届出に関する手続きの取扱いについて（通知）」令和6年3月5日保医発0305第5号　別紙23を一部改変

表2-6 身長・体重

| 測定項目 | 単位 | 測定・算出方法 |
|---|---|---|
| 身長（HT） | cm | 立位による測定方法<br>①被計測者は、帽子や靴下を脱ぎ、軽装となって準備する。髪型は、計測に影響しないように整えておく。<br>②足先は30度くらいの角度に開き、踵、臀部、胸背部が一直線に身長計の尺柱に接するようにする。それには胸をあまり張らないようにし、腹部をひかせるとよい。また、両上肢は軽く手のひらを内側にして自然に垂らす。<br>③顎はひき、眼は水平の正面をみるようにする。このとき、後頭部は必ずしも尺柱につかないこともある。<br>④計測者は、被計測者の片側に立ち、可動水平桿を一方の手で静かに下げて軽く頭頂部にふれて、小数点以下第1位まで目盛りを読み取る。 |
| 膝高(KH)による推定身長 | cm | 男性：64.19＋〔KH(cm)×2.02〕－（年齢×0.04）<br>女性：84.88＋〔KH(cm)×1.83〕－（年齢×0.24）<br>注）膝高（KH）は、仰臥位で膝関節を直角に曲げた状態で膝高計測器を用いて計測する。 |
| 実測体重(BW) | kg | ①被計測者は、あらかじめ排便、排尿をすませておく。<br>②被計測者は、下着またはそれと同等の軽装となって準備する。<br>③計測者は、小数点以下第1位まで目盛りを読み取る。 |
| 標準体重（理想体重）(IBW) | kg | 〔身長(m)〕$^2$×22 |
| 通常時体重(UBW) | kg | 患者の平常時の体重のことで、問診して確認する。 |
| 体重減少(LBW) | kg | 通常時体重(kg)－実測体重(kg) |
| 標準体重比(%IBW) | ％ | 実測体重(kg)÷標準体重(kg)×100 |
| 通常時体重比(%UBW) | ％ | 実測体重(kg)÷通常時体重(kg)×100 |
| 体重減少率(%LBW) | ％ | 体重減少(kg)÷通常時体重(kg)×100 |
| 体格指数(BMI) | kg/m$^2$ | 体重(kg)÷〔身長(m)〕$^2$ |
| 肥満度 | ％ | 〔実測体重(kg)－標準体重(kg)〕÷標準体重(kg)×100 |
| カウプ指数 | － | 体重(g)÷〔身長(cm)〕$^2$×10 |
| ローレル指数 | － | 体重(kg)÷〔身長(cm)〕$^3$×10$^7$ |

表2-7 %IBW、%UBW、%LBW、BMIによる栄養評価法

| 標準体重比 | 通常時体重比 | 体重減少率 | 体格指数 |
|---|---|---|---|
| %IBW | %UBW | %LBW | BMI |
| 90％以上：正常<br>80～90％：軽度の栄養障害<br>70～80％：中等度の栄養障害<br>70％以上：高度の栄養障害 | 85～95％：軽度の栄養障害<br>75～85％：中等度の栄養障害<br>75％以下：高度の栄養障害 | 1～2％以上/1週間<br>5％以上/1か月<br>7.5％以上/3か月<br>10％以上/6か月<br>これらの場合、有意な体重変化と判定 | ＜18.5：低体重（やせ）<br>18.5≦　＜25.0：普通体重<br>25.0≦　＜30.0：肥満（1度）<br>30.0≦　＜35.0：肥満（2度）<br>35.0≦　＜40.0：肥満（3度）*<br>40.0≦　　　　：肥満（4度）* |

注）＊日本肥満学会は、BMI 35以上を「高度肥満」と定義している。
出所）日本臨床栄養代謝学会編『JSPENテキストブック』南江堂　2021年　p.141
　　　日本肥満学会「肥満症診療ガイドライン2022」

表2-8 身体構成成分

| 測定項目 | 単位 | 測定・算出方法 |
|---|---|---|
| 上腕周囲長（AC）<br>（図2-4） | cm | ①被計測者は、利き腕でないほうの腕を内側に屈折させる。<br>②計測者は、メジャーテープを使用して肩峰と尺骨肘頭の長さを測定し、その中点に印をつける（図2-5）。<br>③中点の周囲をメジャーテープで計測する。メジャーテープは締めつけない程度に巻く。<br>④小数点以下第1位まで目盛りを読み取り、3回計測して平均をとる。 |
| 上腕三頭筋部皮下脂肪厚（TSF）<br>（図2-4） | mm | ①上腕周囲長を測った中点（測定部位）より1～2cm上の皮膚を筋肉層と脂肪層が分離するようにつまむ（図2-6）。<br>②脂肪部分にキャリパーをあてて計測する。圧力線が一直線になるまではさむ。<br>③小数点以下第1位まで目盛りを読み取り、3回計測して平均をとる。なお、浮腫があるときは、そのことを記録しておく。 |
| 上腕筋囲（AMC） | cm | AC(cm) − π × TSF(mm) ÷ 10 |
| 上腕筋面積（AMA）<br>（図2-4） | cm² | 〔AMC(cm)〕² ÷ 4π |
| 肩甲骨下部皮下脂肪厚（SSF） | mm | ①被計測者は肩と腕の力を抜き、両腕を自然に下げる。<br>②被計測者の後方から肩甲骨下端の真下1～2cmの部位を測定する。計測者がつまむ部位は、脊柱に対し下方約45度の方向に沿って測定点の上方約1cmのところとする（図2-7）。<br>③キャリパーをつまんだ部位（脂肪層）の中心にあてて計測する。<br>④小数点以下第1位まで目盛りを読み取り、3回計測して平均をとる。なお、浮腫があるときは、そのことを記録しておく。 |
| 下腿周囲長（CC） | cm | ①被計測者は仰臥位になる。<br>②メジャーテープの輪に脚を入れてから膝と足首を90度に曲げる。<br>③ふくらはぎの最大径の周囲をメジャーテープで計測する。メジャーテープは締めつけない程度に巻く。<br>④小数点以下第1位まで目盛りを読み取り、3回計測して平均をとる。 |
| 体脂肪率 | % | 生体インピーダンス法による測定、または以下の式より算出する。<br>体脂肪率＝〔(4.570／身体密度)−4.142〕×100<br>　男性(成人)の身体密度：1.0913−0.00116×皮下脂肪厚(mm)＊<br>　女性(成人)の身体密度：1.0897−0.00133×皮下脂肪厚(mm)<br>　＊　皮下脂肪厚(mm)＝TSF(mm)＋SSF(mm) |
| 体脂肪量 | kg | 体重(kg)×体脂肪率(%) |
| 除脂肪体重（LBM） | kg | 体重(kg)×〔100−体脂肪率(%)〕÷100 |

表2-9 アルブミンとRTP

| | トランスサイレチン | レチノール結合タンパク | トランスフェリン | アルブミン |
|---|---|---|---|---|
| 略称 | TTR | RBP | Tf | Alb |
| 役割 | 甲状腺ホルモンの輸送、RBPと結合 | レチノールの輸送 | 鉄の輸送 | 膠質浸透圧の維持<br>各種物質の運搬 |
| 半減期 | 1.5～2.0日 | 約半日 | 7～10日 | 約21日 |
| 基準範囲 | 20～40 mg/dL | 2.2～7.4 mg/dL | 200～350 mg/dL | 4.0～5.0 g/dL |

出所）日本臨床栄養代謝学会編『JSPENテキストブック』南江堂　2021年　p.148

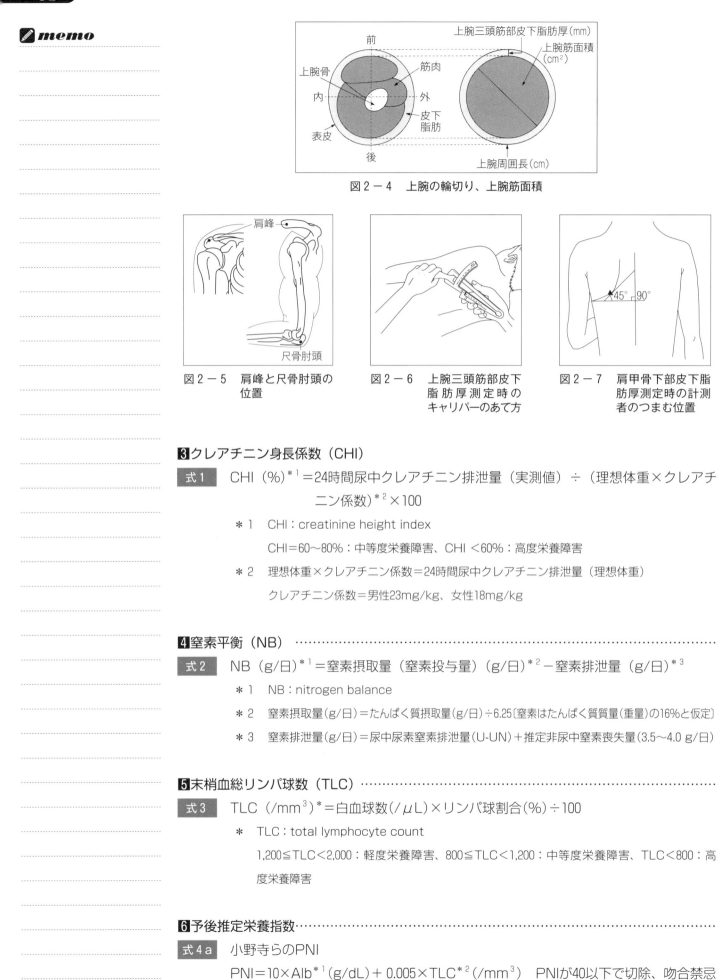

図2-4　上腕の輪切り、上腕筋面積

図2-5　肩峰と尺骨肘頭の位置

図2-6　上腕三頭筋部皮下脂肪厚測定時のキャリパーのあて方

図2-7　肩甲骨下部皮下脂肪厚測定時の計測者のつまむ位置

### 3 クレアチニン身長係数（CHI）

**式1**　CHI（％）[*1]＝24時間尿中クレアチニン排泄量（実測値）÷（理想体重×クレアチニン係数）[*2]×100

- *1　CHI：creatinine height index

  CHI＝60〜80％：中等度栄養障害、CHI＜60％：高度栄養障害

- *2　理想体重×クレアチニン係数＝24時間尿中クレアチニン排泄量（理想体重）

  クレアチニン係数＝男性23mg/kg、女性18mg/kg

### 4 窒素平衡（NB）

**式2**　NB（g/日）[*1]＝窒素摂取量（窒素投与量）（g/日）[*2]－窒素排泄量（g/日）[*3]

- *1　NB：nitrogen balance
- *2　窒素摂取量(g/日)＝たんぱく質摂取量(g/日)÷6.25〔窒素はたんぱく質量（重量）の16％と仮定〕
- *3　窒素排泄量(g/日)＝尿中尿素窒素排泄量(U-UN)＋推定非尿中窒素喪失量(3.5〜4.0 g/日)

### 5 末梢血総リンパ球数（TLC）

**式3**　TLC（/mm$^3$）*＝白血球数(/μL)×リンパ球割合(％)÷100

- *　TLC：total lymphocyte count

  1,200≦TLC＜2,000：軽度栄養障害、800≦TLC＜1,200：中等度栄養障害、TLC＜800：高度栄養障害

### 6 予後推定栄養指数

**式4a**　小野寺らのPNI

PNI＝10×Alb[*1]（g/dL）＋0.005×TLC[*2]（/mm$^3$）　PNIが40以下で切除、吻合禁忌

- *1　Alb：血清アルブミン

\*2　TLC：総リンパ球数

**式4b**　BuzbyらのNRI（nutritional risk index）
$$PNI(\%)^{*1} = 158 - (16.6 \times Alb^{*2}) - (0.78 \times TSF) - (0.22 \times TFN) - (5.8 \times DH^{*3})$$

\*1　PNI：prognostic nutritional index（Buzby, G.P., et al., 1980）
PNI≧50％：高危険度、40％≦PNI＜50％：中等度危険度、PNI＜40％：低危険度

\*2　Alb：血清アルブミン（g/dL）、TSF：上腕三頭筋部皮下脂肪厚（mm）、TFN：血清トランスフェリン（mg/dL）

\*3　DH：遅延型皮膚過敏反応（ツ反）（0：反応なし、1：5mm未満、2：5mm以上）

## 7 エネルギー代謝とエネルギー必要量の推定（Harris-Benedictの式）

**式5**　推定エネルギー必要量(kcal/日)＝基礎代謝量(BMR$^{*1}$)×活動係数(AF$^{*2}$)×ストレス係数(SF$^{*3}$)

\*1　BMR：basal metabolic rate

\*2　AF：activity factor（表2－10）

\*3　SF：stress factor（表2－11）

以下のHarris-Benedictの式の場合はBEE$^{*4}$をBMR（kcal/日）として推計を行う。

男性：　BEE＝66.47＋13.75×体重(kg)＋5.00×身長(cm)－6.76×年齢(歳)

女性：　BEE＝655.1＋9.56×体重(kg)＋1.85×身長(cm)－4.68×年齢(歳)

\*4　BEE（基礎エネルギー消費量）：basal Energy Expenditure

エネルギー投与量の算出法はBEEに活動係数、ストレス係数を乗じる方法が一般的であったが、侵襲に対する生体反応を考慮すると傷害を受けている時点で投与されるべきかどうかは議論が多い。代謝が異常亢進、異常低下していない「病状が比較的安定しているとき」であれば、係数は1.0として推定エネルギー必要量を算出するのが妥当である。

表2－10　活動係数とストレス係数

| 活動係数（activity factor：AF） | |
|---|---|
| ベッド上 | 1.2 |
| ベッド外 | 1.3～1.4 |
| ストレス係数（stress factor：SF） | |
| 合併症を伴わない予定手術後 | 1.0 |
| 長管骨骨折 | 1.15～1.30 |
| 担がん状態 | 1.10～1.30 |
| 腹膜炎・敗血症 | 1.10～1.30 |
| 敗血症・多発外傷 | 1.20～1.40 |
| 多臓器不全 | 1.20～1.40 |
| 熱傷 | 1.20～2.00 |

出所）表2－9に同じ　p.209

## 8 24時間畜尿を用いたたんぱく質摂取量の推定（Maroniの式）、食塩摂取量の推定

**式6**　推定たんぱく質摂取量（g/日）＝〔尿中尿素窒素排泄量（U-UN）（g/日）＋0.031×体重（kg）〕×6.25

尿中尿素窒素排泄量（U-UN）＝尿中尿素窒素の濃度（mg/dL）×尿量（L）

**式7**　推定塩分摂取量（g/日）＝尿中ナトリウム排泄量（U-Na）（mEq/日）÷17

## 8 ── 栄養補給に関する事項

栄養補給に関しては、栄養補給量、栄養補給方法、食事内容などを決定します（p.49「表2－5」参照）。栄養補給量は、特にエネルギー、たんぱく質、水分の必要量を算出し、その他の栄養素については疾患に応じて補給量を設定します。栄養補給方法は、経腸栄養法（経口栄養法、経管栄養法）、静脈栄養法（末梢静脈栄養法、中心静脈栄養法）について記載します（図2－8）。

ここでは、経口栄養（食事療法）入院患者への食事提供を中心にポイントを述べます。

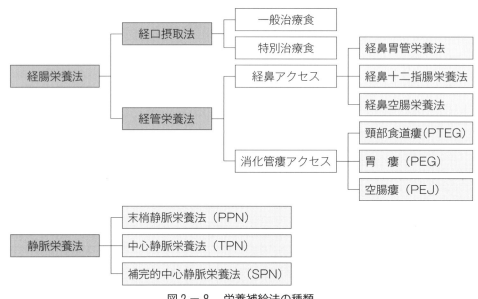

図2－8 栄養補給法の種類

### ❶一般治療食と特別治療食

病院給食は、「一般治療食（一般食）」と「特別治療食（特別食）」に大別されます（図2－9）。一般食は、普通食（常食）以外に軟食、流動食のほか、形態調整食（介護食）などがあります。特別食は、肝臓食、糖尿食、腎臓食、心臓食、貧血食などで、診療報酬において加算対象となる加算特別食と、アレルギー食、嚥下訓練食などの加算対象にならない特別食に分かれます。非加算特別食の食種の区分は、病院によって異なる場合がありますが、加算特別食は診療報酬で定められた条件を満たす場合に算定できますので、どの病院でも食種は同じです。

「特別食加算」とは、入院時食事療養（Ⅰ）または入院時生活療養（Ⅰ）の届出を行っている保険医療機関において、患者の病状などに対応して医師の発行する食事箋に基づき、「入院時食事療養及び入院時生活療養の食事の提供たる療養の基準等」（平成6年厚生省告示第238号）の第2号に示された特別食が提供された場合に、1食単位で1日3食を限度として算定できる加算のことです（表2－11）。なお、当該加算を行う場合は、特別食の献立表が作成されている必要があります。

```
病院給食 ─┬─ 一般食 ─┬─ 常食（成人食、学齢児食、幼児食など）
         │          ├─ 軟食（全粥食、七分粥食、五分粥食、三分粥食）
         │          ├─ 流動食
         │          └─ その他（ミキサー食、刻み食、ゼリー食、とろみ食）
         └─ 特別食 ─┬─ 加算特別食 ─┬─ 治療食
                    │              ├─ 無菌食
                    │              └─ 特別な場合の検査食
                    └─ 非加算特別食（加算特別食に入らない特別食）
```

**図2-9　病院給食の食事形態**

**表2-11　入院時食事療養の費用額（令和7年度現在）**

| 入院時食事療養の区分 | | 費用額 |
|---|---|---|
| 入院時食事療養（Ⅰ） | 基　礎 | （1）（2）以外の食事療養を行う場合<br>　　　1食につき690円（1日3食まで）<br>（2）[*1] 流動食のみを提供する場合<br>　　　1食につき625円（1日3食まで） |
| | 加　算 | 特別食加算：1食につき76円（1日3食まで）[*2]<br>食堂加算：1日につき50円 |
| | 自己負担 | 一般世帯：1食につき510円（特別メニューの食事を選択した場合は、この自己負担とは別に1食あたり17円を標準として負担） |
| 入院時食事療養（Ⅱ） | 基　礎 | （1）（2）以外の食事療養を行う場合<br>　　　1食につき556円（1日3食まで）<br>（2）[*1] 流動食のみを提供する場合<br>　　　1食につき510円（1日3食まで） |
| | 加　算 | 考慮されない |
| | 自己負担 | 一般世帯：1食につき510円 |

注）＊1　食事療法として流動食（市販されているものに限る）のみを経管栄養法により提供したときに、1日につき3食を限度として算定する。
　　＊2　（2）の患者は算定不可。

## ❷特別食の分類

　特別食は、各施設で作成している「食事箋規約」に基づいて、医師が発行する「食事箋」によって提供されます。食事箋規約とは、それぞれの施設であらかじめ必要となる種類の食事を想定し、事前に給与するエネルギーや栄養素の量などを設定したもので、「疾患別管理方式」と「栄養成分別管理方式」の2つの方式があります（表2-12、2-13）。また、食事箋が発行されてからの食事管理の流れとその過程で管理・運営上必要となる主な帳票類の例は図2-10のとおりです。

表2−12 疾患別管理方式の食事箋規約（例）

| 食種 | エネルギー(kcal) | たんぱく質（g） | 脂質（g） | 食塩相当量（g） | 備考 |
|---|---|---|---|---|---|
| （一般食） | | | | | |
| 普通食 | 2200 | 75 | 60 | 7未満 | |
| 全粥食 | 1600 | 65 | 45 | 7未満 | |
| 学齢食 | 1800 | 70 | 60 | 7未満 | 年齢に応じて対応 |
| （特別食） | | | | | |
| 心臓食 | 1750 | 65 | 40 | 6未満 | |
| 糖尿食A | 1200 | 60 | 35 | 7未満 | 減塩は6g未満 |
| 糖尿食B | 1600 | 70 | 40 | 7未満 | 減塩は6g未満 |
| 肝臓食 | 1800 | 75 | 45 | 7未満 | 減塩は6g未満 |
| 腎臓食A | 1500 | 35 | 40 | 付加食塩0 | |
| 腎臓食B | 1700 | 50 | 40 | 3〜6未満 | |
| 胃潰瘍食 | 1600 | 75 | 45 | 7未満 | |

注）必要に応じた栄養量を設定し対応することが可能。

表2−13 栄養成分別管理方式の食事箋規約（例）

| 食種 | エネルギー(kcal) | たんぱく質（g） | 脂質（g） | 食塩相当量（g） | 備考 |
|---|---|---|---|---|---|
| （一般食） | | | | | |
| S1 | 2200 | 75 | 60 | 7未満 | |
| S2 | 1800 | 70 | 60 | 7未満 | |
| S3 | 1600 | 65 | 45 | 7未満 | |
| （特別食） | | | | | |
| 18−A | 1800 | 75 | 45 | 7未満 | 減塩は6g未満 |
| 17−A* | 1700 | 75 | 45 | 7未満 | 減塩は6g未満 |
| 17−B | 1700 | 50 | 40 | 7未満 | 減塩は6g未満 |
| 16−A* | 1600 | 75 | 45 | 7未満 | 減塩は6g未満 |
| 16−B | 1600 | 50 | 40 | 7未満 | 減塩は6g未満 |
| 15−A* | 1500 | 70 | 40 | 7未満 | 減塩は6g未満 |
| 15−B | 1500 | 40 | 40 | 6未満 | 付加食塩0g対応可 |
| 12−A | 1200 | 60 | 35 | 7未満 | 減塩は6g未満 |

注1）＊消化器疾患食への対応可。
2）Bは低たんぱく質食。

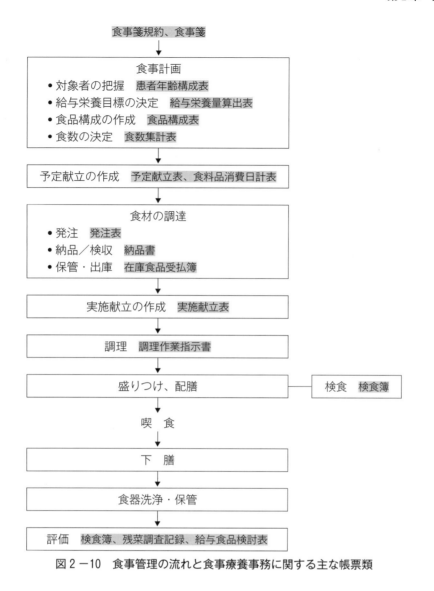

図2-10 食事管理の流れと食事療養事務に関する主な帳票類

## 9 ── 栄養食事指導（栄養食事相談）

### 1 栄養食事指導の手順と内容

　病院の管理栄養士が栄養管理を行ううえで重要な業務の1つとして「栄養食事指導」があり、診療報酬の対象となっています。実習に臨む際には、栄養食事指導の概要を理解しておく必要があります（表2-14）。図2-11は、栄養食事指導（相談）の流れです。栄養食事指導は、医師からの指示を受けて行われます。管理栄養士は、看護師やカルテなどから情報を収集し、フードモデルなどの指導媒体を準備して実施します。指導報告は患者ごとに記録票を作成して、依頼票とともにカルテに添付して行います。記録票は、指導内容の要点をSOAP形式で記載します。食事療法は継続することが重要です。そのためには、それぞれ異なる患者の食習慣をふまえて栄養食事指導を行うことが大切です。

### 2 報告書類のつけかた

　患者の問題点の1つ1つに焦点をあわせ、その問題解決のために医療従事者が有機的に共同作業を行うシステムをPOS（Problem-Oriented System）と言い、その共同作業（指導）の経過などを系統立てて分類し、誰がみてもわかるように記録する方法をSOAP形式と言います。記述方法は、表2-15、2-16のとおりです。

表2-14 栄養食事指導料（在宅患者訪問栄養食事指導を除く）

| | 入院栄養食事指導料 | 外来栄養食事指導料 | 集団栄養食事指導料 |
|---|---|---|---|
| 対象 | 厚生労働大臣が定める特別食を医師が必要と認めた者等[1] | | |
| | 入院中の患者 | 入院中の患者以外の患者 | 1回15人以下を標準とした複数の患者（入院患者と外来患者が混在してもよい） |
| 算定方法 | 当該保険医療機関の管理栄養士が医師の指示に基づき、患者ごとにその生活条件、し好を勘案し、食品構成に基づく食事計画案または少なくとも数日間の具体的な献立を示した栄養食事指導箋または食事計画案を交付し、療養のため必要な栄養の指導を行った場合に算定する。 | | 当該保険医療機関の管理栄養士が医師の指示に基づき、複数の患者を対象に指導を行った場合に算定する。 |
| 点数・回数 | 1　入院栄養食事指導料1<br>　イ　初　回　260点<br>　ロ　2回目　200点<br>2　入院栄養食事指導料2[2]<br>　イ　初　回　250点<br>　ロ　2回目　190点<br>• 入院中2回（ただし1週間に1回） | 1　外来栄養食事指導料1<br>　イ　初　回<br>　　①対面で行った場合<br>　　　260点<br>　　②情報通信機器を用いた場合　235点<br>　ロ　2回目以降<br>　　①対面で行った場合<br>　　　200点<br>　　②情報通信機器を用いた場合　180点<br>2　外来栄養食事指導料2[2]<br>　イ　初　回<br>　　①対面で行った場合<br>　　　250点<br>　　②情報通信機器を用いた場合　225点<br>　ロ　2回目以降<br>　　①対面で行った場合<br>　　　190点<br>　　②情報通信機器を用いた場合　170点<br>• 初回は月2回、その他の月は1回 | 80点<br>• 患者1人につき月1回<br>• 入院期間が2か月を超えても2回が限度 |
| 指導時間 | 初回概ね30分以上<br>2回目以降概ね20分以上 | 初回概ね30分以上<br>2回目以降概ね20分以上 | 40分以上 |
| 特別食の規定 | 腎臓食[3],[4]、肝臓食、糖尿食、胃潰瘍食[5]、貧血食、膵臓食、脂質異常症食[6]、痛風食、てんかん食、フェニールケトン尿症食、楓糖尿症食、ホモシスチン尿症食、ガラクトース血症食、治療乳、無菌食、小児食物アレルギー食[7]、尿素サイクル異常症食[8]、メチルマロン酸血症食[8]、プロピオン酸血症食[8]、極長鎖アシル-CoA脱水素酵素欠損症食[8]、糖原病食[8]、特別な場合の検査食[9] | | |
| 算定上の留意事項 | • 管理栄養士への指示事項は、当該患者ごとに適切なものとし、熱量・熱量構成、蛋白質、脂質その他の栄養素の量、病態に応じた食事の形態等に係る情報のうち医師が必要と認めるものに関する具体的な指示を含まなければならない。<br>• 管理栄養士は常勤である必要はなく、要件に適合した指導が行われていれば算定できる。<br>• 医師は、診療録に管理栄養士への指示事項を記載する。また、管理栄養士は、患者ごとに栄養指導記録を作成するとともに、当該栄養指導記録に指導を行った献立または食事計画の例についての総カロリー、栄養素別の計算及び指導内容の要点を明記する。<br>• 医療機関の屋内が禁煙で、屋内禁煙を行っている旨を医療機関内の見やすい場所に掲示する。 | | |

注1）入院栄養食事指導料、外来栄養食事指導料、在宅患者訪問栄養食事指導料は、「ア　がん患者」「イ　摂食障害又は嚥下機能が低下した患者」「ウ　低栄養状態にある患者」に算定できる（「低栄養状態にある患者」とは、①GLIM基準による栄養評価で低栄養と判断された患者、②医師が栄養管理による栄養状態の改善が必要と判断した患者）。
2）入院栄養食事指導料2、外来栄養食事指導料2は、有床診療所において、当該診療所以外（栄養ケア・ステーション及び他の保険医療機関に限る。）の管理栄養士が当該診療所の医師の指示に基づき、指導（対面に限る。）を行った場合に算定する。
3）心臓疾患及び妊娠高血圧症候群等の患者に対する減塩食を含む。なお、妊娠高血圧症候群の患者に対する減塩食は、日本高血圧学会、日本妊娠高血圧学会などの基準に準じていること。
4）入院時食事療養（Ⅰ）または入院時生活療養（Ⅰ）の特別食加算の場合と異なり、高血圧症の患者に対する減塩食（塩分の総量が6g未満のものに限る。）を含む。
5）十二指腸潰瘍の患者に対する潰瘍食、侵襲の大きな消化管手術後の患者に対する潰瘍食、クローン病及び潰瘍性大腸炎などにより腸管の機能が低下している患者に対する低残渣食を含む。
6）高度肥満症（肥満度が+40％以上またはBMIが30以上）の患者に対する治療食を含む。
7）入院時食事療養（Ⅰ）または入院時生活療養（Ⅰ）の特別食加算の場合と異なり、特別食に含まれる。ただし、16歳未満の小児（食物アレルギー検査の結果による）で、外来栄養食事指導料及び入院栄養食事指導料に限る。
8）入院時食事療養（Ⅰ）または入院時生活療養（Ⅰ）の特別食加算の場合と異なり、特別食に含まれる。
9）単なる流動食及び軟食を除く。
出所）「特掲診療料の施設基準等（別表第3）」平成20年3月5日厚生労働省告示第63号、「診療報酬の算定方法の一部改正に伴う実施上の留意事項について」令和6年3月5日保医発第0305第4号厚生労働省通知

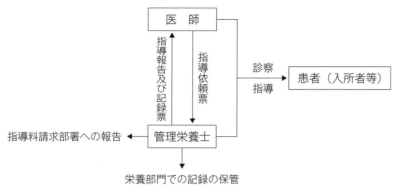

**図2-11 栄養食事指導（相談）の手順**

出所）大阪府・大阪市・堺市ほか監修『病院及び介護保険施設における栄養管理指針ガイドブック』大阪府栄養士会　2022年　p.39を一部改変

### 表2-15　SOAP形式による記録方法

| S（Subjective data）<br>主観的情報 | 患者からの直接の情報、患者の訴え<br>例）食欲、体調、趣味、心配ごと、不眠、口渇、食事時間、量、休日の生活状況、アルコール及びタバコの摂取状況、食事療法の経験、社会環境（仕事時間）、家族環境、既往歴、現病歴 |
|---|---|
| O（Objective data）<br>客観的情報 | 患者を観察した感想、検査所見など現在の病状、程度<br>例）医師の指示内容（栄養量など）、肥満・るいそうの程度（標準体重、BMIや体脂肪率）、臨床検査データ（カルテあるいは医師からの情報）、皮脂厚（TSF、SSF）、上腕周囲長、上腕筋囲、食事習慣（偏食、嗜好など）、栄養摂取量など |
| A（Assessment of data）<br>考察・評価 | SとOの内容から整理した問題点に関する解釈や意見<br>例）食習慣の総評（欠食・外食の頻度、偏食、時間の不規則、自覚など）、食事療法に対する姿勢、前回指導の効果、理解度、経済的問題、家族環境の影響（一人暮らし、単身赴任、夫婦共働きなど）、食事の栄養学的評価（質と量）など |
| P（Plan）<br>計画・指示 | 具体的で実行可能な計画・指示内容<br>例）Dx（診断計画）：腎臓病食品交換表の使用、血液検査の依頼など<br>　　Rx（治療計画）：朝食は必ずとる、食塩相当量は6g未満とするなど<br>　　Ex（教育計画）：体重を毎日計測する、食事摂取記録表をつけるなど |

出所）図2-11に同じ　p.34を一部改変

表2-16 栄養食事指導票（依頼票と記録票を兼ねた形式）の記入（例）

| | | 栄養食事指導（相談）票 |
|---|---|---|
| 患者ID | 00005-67-8900 | 発行日 ○年3月1日 |

| 氏名 | ○村 ○子 |
|---|---|
| フリガナ | ○ムラ ○コ |
| 生年月日、年齢 | 昭和○年10月27日　△歳 |
| 診療科（病棟） | 内科 |
| 性別 | 男性・**女性** |
| 病室名 | 505　号室 |

| 医師 | 内　科　○○ |
|---|---|
| 病名 | 糖尿病性腎症 |
| 体位 | 身長 150 cm ｜ 体重 56 kg |

| エネルギー | 1500 | kcal |
|---|---|---|
| たんぱく質 | 50 | g |
| 脂質量 | 35 | g |
| 糖質 | 250 | g |
| 食塩相当量 | 6 | g |
| 目標体重 | 50 | kg |

エネルギー構成
炭水化物67%　たんぱく質13%
脂質20%

| 生活活動の状況 | 主婦　運動なし |
|---|---|
| 指導予約 | ○年3月5日　午前／午後　10時00分 |
| 種別 | 糖尿食　肝臓食　妊娠高血圧症候群食　体重増加注意(+ kg)　高血圧食　ネフローゼ食　脂質異常症食　胃・十二指腸潰瘍食　消化管術後食　(その他（糖尿病性腎症）) |
| メモ | 検査データ（3月1日）Alb、TP、LDL-C、HDL-C、Glu、TG、ALT、AST、γ-GTP、HbA1c |
| 指導事項 | S 「たんぱく質に気をつけて、血糖に気をつけてと思ったら、何を食べていいかわからへんわ」<br>「あんまり食べてないのに、何で腎臓の値が上がるんやろう」<br>O 身長 150cm、体重 56kg、Glu 314→61→130mg/dL、TG 513→147→192mg/dL　HbA1c 11.4→5.7→5.6%、HGB 12.1→10.0g/dL、CRE 1.4→1.5→2.7mg/dL<br>A 食事にはかなり気をつけられて努力されている様子がうかがえる。たんぱく質を多く含む食品もそれほど多く食べておられない様子。その反面、摂取エネルギーが不足している可能性も考えられる。<br>P ①低たんぱく米や麺など、たんぱく調整食品を紹介し、低たんぱく食にする。<br>②たんぱく源となる主な食材の1単位量とたんぱく質の表をお渡しし、たんぱくの多い食材の量をできるだけ控える。<br>③エネルギーは不足することのないように、油料理も少しは取り入れて頂く。 |
| 指導時間 | 10：00～10：30　管理栄養士　内○　由○　㊞ |

出所）図2-11に同じ　p.79

## 3　介護老人保健施設の特徴

### 1 ――介護老人保健施設の概要

**■介護老人保健施設の目的と基本方針**

　介護老人保健施設は、介護保険施設の1つで「病状が安定期にある要介護者について、施設サービス計画に基づいて、看護、医学的管理の下における介護及び機能訓練その他必要な医療並びに日常生活上の世話を行う」ことを目的とした施設で、入所者の栄養状態の維持・改善を図り、自立した日常生活を営むことができるよう、入所者を支援します。基本方針として次のように定められています。

①入所者がその有する能力に応じ自立した日常生活を営むことができるようにすることとともに、その者の居宅における生活への復帰を目指すものでなければならない。

②入所者の意思及び人格を尊重し、常に入所者の立場に立って介護保健施設サービスの提供

に努めなければならない。

③明るく家庭的な雰囲気を有し、地域や家庭との結び付きを重視した運営を行い、市町村、居宅介護支援事業者、居宅サービス事業者、その他の介護保険施設や保健医療サービス、福祉サービスを提供する者との密接な連携に努めなければならない。

このように、介護老人保健施設は、入所者の在宅復帰を目指して、リハビリテーションを中心とした医療サービスを提供していることが特徴です。

事業者は、地方公共団体、社会福祉法人、医療法人などで、設置には都道府県知事の許可が必要です。事業者の大半が医療法人です。

### ❷介護老人保健施設の利用者

介護老人保健施設の入所者は、介護保険制度が適用される人であることから、原則65歳以上で要介護認定によって要介護1～5の要介護状態と認定された高齢者及び40～64歳までの特定疾病によって要介護状態にある人で、症状が安定期にあり、リハビリテーションや看護、医学的管理や日常生活で介護が必要な人です。病院に入院して治療するほどではないが、自宅での生活には不安を感じている人、経管栄養を必要とする人などです。前述のとおり、在宅復帰のための施設として、病院と家庭との中間施設であり、寝たきり、全介助、半介助の人が多く入所しています。

管理栄養士・栄養士は、人間の自立した食生活や健康を維持するための栄養ケアを支援しますが、そのためには、まず一人一人の入所者を理解することが大切です。介護老人保健施設においては、たとえば、「その利用者にとっての生活課題とは何か」「在宅復帰に向けて利用者や家族がそれぞれどのような思いをもち、そのためにどのような準備をしようとしているのか」「リハビリテーションによって利用者の心身の機能が向上し、その人の暮らしの場面の中でどのように自分らしく生きることにつながっているのか」「一人一人の利用者の在宅復帰に向けて、管理栄養士・栄養士だけではなく、介護職員などその他の様々な専門職が支援にあたってどのような工夫や努力をしているのか」といった視点をもつことが大切です。

### ❸介護老人保健施設の専門職

介護老人保健施設には、医師、薬剤師、看護職員（看護師もしくは准看護師）、介護職員、支援相談員、理学療法士、作業療法士、言語聴覚士、管理栄養士・栄養士、介護支援専門員（ケアマネジャー）、調理員などが配置されています。脳卒中、廃用症候群、認知症など入所者個々の状態に応じて多職種からなるチームケアを行い、早期の在宅復帰に努めています。また、介護老人保健施設の基本方針が入所者の在宅復帰を目指すことであるため、定期的にその入所者について在宅復帰が可能かどうかを施設職員が協議する退所判定会が開かれます。

### ❹介護老人保健施設の類型

介護老人保健施設は、「超強化型」「在宅強化型」「加算型」「基本型」「その他型老健」と5つの種類があります。居室は、1ユニット最大9人で、完全個室でユニットケアを取り入れた新しいタイプが多くなっています。一方、「ユニット型個室」とプライバシーの確保が必要な「ユニット型個室的多床室」というところもあります。また、定員29人以下で本体施設とは別の場所で運営する「サテライト型小規模介護老人保健施設」、定員29人以下で病院や診療所に併設された「医療機関併設型小規模介護老人保健施設」、国の医療費適正化計画により療養病床から転換した夜間看護体制や看取りの対応体制の整った「介護療養型介護老

人保健施設」があります。

## 2 ── 介護保険施設における栄養ケア・マネジメントの実務

　介護老人保健施設では、病院と同様に、医学的な栄養管理を個々人の入所者に実施しています。また、介護老人保健施設を含む介護保険施設が、高齢者の低栄養状態などの予防・改善のために個別の高齢者の栄養状態に着目した栄養ケア・マネジメントを実施した場合には、介護報酬上「栄養マネジメント強化加算」として評価されます。

　栄養ケア・マネジメントの実務は、図2-12のとおりです。その中で、低栄養状態のリスクの判断基準と栄養スクリーニング・アセスメント・モニタリングの例を表2-17、2-18、栄養ケア計画の例を表2-19に示します。

## 3 ── 食事の提供に関わる留意点

### ■1 家庭的な雰囲気のある楽しい食事

　入所者にとって施設は「生活の場」です。入所者一人一人の身体状況、栄養状態、嗜好などを把握して、まずは楽しく安心して食事ができることを重点に考えます。献立の中で行事食に力を入れている施設が多いのはそのためです。月に一度は季節や行事にちなんだメニューを提供したり、旬の食材を使用したり、盛りつけを工夫して季節感を出すようにしています。

### ■2 形態調整食、療養食など多種多様な食事

　介護老人保健施設の食事は、入所者の嗜好にあった喜ばれる食事、摂食・嚥下機能に応じた安全な食事、栄養状態の改善につながる食事、さらに医師の発行する食事箋に基づく療養食など多品目で複雑な食事を提供することが求められます。それらに対応するために、特に生産管理のうえでどのように合理化を図っているのかを実際に学ぶ機会が得られるでしょう。

### ■3 食事の介助と自立のための支援

　介護老人保健施設の入所者の中には、麻痺や認知症があり、自分でうまく食べられない人もいます。その場合でも、介護老人保健施設の基本方針にあるように自立支援を心がけます。すぐに食事を介助するのではなく、まずは食器類を工夫したり、声かけなどによって、できるだけ自分で食べることを継続できるように個別に支援します。

### ■4 ユニットケアと配膳

　入所者の食事は、入所者の自立の支援に配慮し、できるだけ離床して食堂で行われるように努めることとされています。ユニット型介護老人保健施設においても、入所者が相互に社会的関係を築くことができるように、その意思を尊重しつつ、入所者が共同生活室で食事をとることを支援しなければならないことになっており、各ユニットの共同生活室で盛りつけ、配膳が行われます。なお、食堂や共同生活室で食事をとることが困難な入所者については、居室に配膳して必要な食事の支援を行います。

第2章 主な施設・機関の実習内容

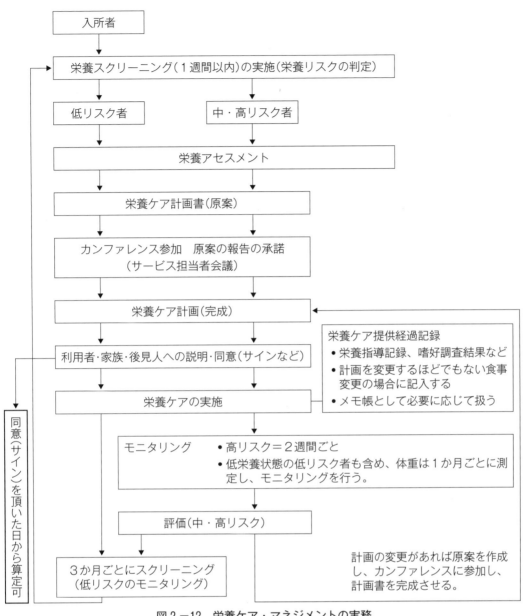

図2-12 栄養ケア・マネジメントの実務

出所)「リハビリテーション・個別機能訓練、栄養、口腔の実施及び一体的取組について」令和6年3月15日老高発0315第2号厚生労働省通知をもとに作成

表2-17 低栄養状態のリスクの判断

| リスク分類 | 低リスク | 中リスク | 高リスク |
| --- | --- | --- | --- |
| BMI | 18.5～29.9 | 18.5未満 | |
| 体重減少率 | 変化なし<br>(減少3％未満) | 1か月に3～5％未満<br>3か月に3～7.5％未満<br>6か月に3～10％未満 | 1か月に5％以上<br>3か月に7.5％以上<br>6か月に10％以上 |
| 血清アルブミン値 | 3.6g/dL以上 | 3.0～3.5g/dL | 3.0g/dL未満 |
| 食事摂取量 | 76～100％ | 75％以下 | |
| 栄養補給法 | | 経腸栄養法<br>静脈栄養法 | |
| 褥瘡 | | | 褥瘡 |

注1) 全ての項目が低リスクに該当する場合には、「低リスク」と判断する。高リスクにひとつでも該当する項目があれば「高リスク」と判断する。それ以外の場合は「中リスク」と判断する。
  2) BMI、食事摂取量、栄養補給法については、その程度や個々人の状態等により、低栄養状態のリスクは異なることが考えられるため、入所(入院)者個々の状態等に応じて判断し、「高リスク」と判断される場合もある。
出所)図2-12に同じ 別紙様式4-1-1

表2-18 栄養スクリーニング・アセスメント・モニタリング（例）

栄養・摂食嚥下スクリーニング・アセスメント・モニタリング（施設）

| フリガナ | い○　○こ | 性別 | □男 ☑女 | 生年月日 | ○年 5月 2日生まれ | 年齢 | △ 歳 |
|---|---|---|---|---|---|---|---|
| 氏名 | 井○　○子 | 要介護度 | 5 | 病名・特記事項等 | 脳血管性認知症、不安神経症、高血圧症、老人性乾皮症、変形性膝関節症、大腸機能不全、左第1趾びらん | 記入者名 | 松○　○子 |
|  |  |  |  |  |  | 作成年月日 | ○年 □月 △日 |

| 利用者家族の意向 | ・ショートステイより、6/4入所となられる。<br>・ぼんやりとしている時間が長い。<br>・上の義歯が合いにくくなっており、落ちてくると食事が止まる。<br>・家人より「ここ数年、家では梅雨時に体調を崩すことが多かった」との話がある。 | 家族構成とキーパーソン（支援者） | 本人 ― 長男　正彦<br>大変明るい性格、ご夫婦交代で昼食と夕食の介助の協力がある。 |
|---|---|---|---|

（以下は、入所（入院）者個々の状態に応じて作成。）

| 実施日（記入者名） | ○年6月4日（松○） | ○年6月20日（松○） | ○年7月3日（松○） | ○年7月16日（松○） |
|---|---|---|---|---|
| プロセス★1 | スクリーニング・アセスメント | モニタリング | モニタリング | モニタリング |
| 低栄養状態のリスクレベル | □低 ☑中 □高 | □低 □中 ☑高 | □低 □中 ☑高 | □低 ☑中 □高 |

低栄養状態のリスク（状況）

| 項目 | 6/4 | 6/20 | 7/3 | 7/16 |
|---|---|---|---|---|
| 身長 | 150 cm | 150 cm | 150 cm | 150 cm |
| 体重/BMI | 41.5 kg / 18.4 kg/m² | 38 kg / 16.9 kg/m² | 39 kg / 17.3 kg/m² | 40.5 kg / 18.0 kg/m² |
| 3%以上の体重減少率kg/1ヶ月 | ☑無 □有（ kg/ ヶ月） | □無 ☑有（3.5kg/1ヶ月） | ☑無 □有（ kg/ ヶ月） | ☑無 □有（ kg/ ヶ月） |
| 3%以上の体重減少率kg/3ヶ月 | ☑無 □有（ kg/ ヶ月） | ☑無 □有（ kg/ ヶ月） | ☑無 □有（ kg/ ヶ月） | ☑無 □有（ kg/ ヶ月） |
| 3%以上の体重減少率kg/6ヶ月 | ☑無 □有（ kg/ ヶ月） | ☑無 □有（ kg/ ヶ月） | ☑無 □有（ kg/ ヶ月） | ☑無 □有（ kg/ ヶ月） |
| 褥瘡 | □無 ☑有 | ☑無 □有 | ☑無 □有 | ☑無 □有 |
| 栄養補給法 | ☑経口のみ □一部経口<br>□経腸栄養法 □静脈栄養法 | ☑経口のみ □一部経口<br>□経腸栄養法 □静脈栄養法 | ☑経口のみ □一部経口<br>□経腸栄養法 □静脈栄養法 | ☑経口のみ □一部経口<br>□経腸栄養法 □静脈栄養法 |
| その他 |  | ○年6月8日より欠食 |  |  |

食生活状況等

| 項目 | 6/4 | 6/20 | 7/3 | 7/16 |
|---|---|---|---|---|
| 食事摂取量（割合） | 60% | 55% | 70% | 80% |
| 主食の摂取量（割合） | 主食 40% | 主食 40% | 主食 70% | 主食 60% |
| 主菜、副菜の摂取量（割合） | 主菜 50%　副菜 80% | 主菜 60%　副菜 60% | 主菜 60%　副菜 50% | 主菜 80%　副菜 40% |
| その他（補助食品など） | ヨーグルト・プリンゼリーなど | エンシュアリキッド・エンゲリードによる訓練 | エンシュアリキッド・エンゲリードによる訓練（ヨーグルト・プリンゼリーなど） | ヨーグルト・プリンゼリーなど |
| 摂取栄養量：エネルギー・たんぱく質（現体重当たり） | kcal（ kcal/kg）<br>g（ g/kg） | kcal（ kcal/kg）<br>g（ g/kg） | kcal（ kcal/kg）<br>g（ g/kg） | kcal（ kcal/kg）<br>g（ g/kg） |
| 提供栄養量：エネルギー・たんぱく質（現体重当たり） | 1,150～1,250kcal（ kcal/kg）<br>45～55 g（ g/kg） | kcal（ kcal/kg）<br>g（ g/kg） | kcal（ kcal/kg）<br>g（ g/kg） | kcal（ kcal/kg）<br>g（ g/kg） |
| 必要栄養量：エネルギー・たんぱく質（現体重当たり） | 1,056kcal（ kcal/kg）<br>42 g（ g/kg） | 1,227kcal（ kcal/kg）<br>39 g（ g/kg） | 1,227kcal（ kcal/kg）<br>39 g（ g/kg） | 1,044kcal（ kcal/kg）<br>41 g（ g/kg） |
| 嚥下調整食の必要性 | ☑無 □有 | □無 ☑有 | □無 ☑有 | □無 ☑有 |
| 食事の形態（コード）★2 | （コード：　　） | （コード：0j） | （コード：2-1） | （コード：2-1） |
| とろみ | □薄い □中間 □濃い | ☑薄い □中間 □濃い | ☑薄い □中間 □濃い | ☑薄い □中間 □濃い |
| 食事の留意事項の有無（療養食の指示、食事形態嗜好、薬剤影響食品、アレルギーなど） | □無 ☑有<br>（普通：一口大　朝主食パン） | □無 ☑有<br>（欠食指示、アクアサポート700mL、エンシュアリキッド500～700mL提供） | □無 ☑有<br>（6/21～粥ミキサー・ミキサー　食事前にエンゲリードでスムーズな嚥下を促す） | □無 ☑有<br>（粥ミキサ・ミキサー） |
| 本人の意欲★3 | 4 | 5 | 4 | 3 |
| 食欲・食事の満足感★4 | 3 | 5 | 4 | 3 |
| 食事に対する意識★4 | 3 | 5 | 4 | 3 |

多職種による栄養ケアの課題（低栄養関連問題）

口腔関係

| 項目 | 6/4 | 6/20 | 7/3 | 7/16 |
|---|---|---|---|---|
| 口腔関係 | ☑口腔衛生 ☑摂食・嚥下 | ☑口腔衛生 ☑摂食・嚥下 | ☑口腔衛生 ☑摂食・嚥下 | ☑口腔衛生 ☑摂食・嚥下 |
| 安定した正しい姿勢が自分で取れない | ☑ | ☑ | □ | □ |
| 食事に集中することができない | ☑ | ☑ | □ | □ |
| 食事中に傾眠や意識混濁がある | □ | ☑ | □ | □ |
| 歯（義歯）のない状態で食事をしている | □ | □ | □ | □ |
| 食べ物を口腔内に溜め込む | □ | □ | □ | □ |
| 固形の食べ物を咀しゃく中にむせる | □ | □ | □ | □ |
| 食後、頬の内側や口腔内に残渣がある | □ | □ | □ | □ |
| 水分でむせる | □ | □ | □ | □ |
| 食事中、食後に咳をすることがある | ☑ | ☑ | ☑ | ☑ |
| その他・気が付いた点 | 義歯が合わない、臀部の痛みで食事に集中できない | 義歯を装着して嚥下訓練を行う。週1回の訪問歯科診療による義歯の調整を行う。 | 義歯を着用して食事をとっていただく。 | 途中まで軽いスプーンで自力摂取できるようになった。 |

その他

| 項目 | 6/4 | 6/20 | 7/3 | 7/16 |
|---|---|---|---|---|
| 褥瘡・生活機能関係<br>消化器官関係<br>水分関係<br>代謝関係<br>心理・精神・認知症関係<br>医薬品 | ☑褥瘡（再掲）<br>□生活機能低下<br>□嘔気・嘔吐 □下痢<br>☑便秘 □浮腫 □脱水<br>□感染 □発熱<br>□閉じこもり □うつ<br>☑認知症 □薬の影響 | □褥瘡（再掲）<br>☑生活機能低下<br>□嘔気・嘔吐 □下痢<br>☑便秘 □浮腫 □脱水<br>□感染 □発熱<br>□閉じこもり ☑うつ<br>☑認知症 □薬の影響 | □褥瘡（再掲）<br>☑生活機能低下<br>□嘔気・嘔吐 □下痢<br>☑便秘 □浮腫 □脱水<br>□感染 □発熱<br>□閉じこもり □うつ<br>☑認知症 □薬の影響 | □褥瘡（再掲）<br>☑生活機能低下<br>□嘔気・嘔吐 □下痢<br>☑便秘 □浮腫 □脱水<br>□感染 □発熱<br>□閉じこもり □うつ<br>☑認知症 □薬の影響 |

| | | | | | |
|---|---|---|---|---|---|
| | 特記事項 | 長時間座っていると腰痛の訴えがある。 | 家人来所のときベッド上で嚥下訓練を行ったところ良好な状態なので6/21よりミキサー食を開始した。 | 嚥下訓練を継続しつつミキサー食をゆっくりと召し上がる。 | 全量摂取の日も出てきた。上義歯が外れやすいため裏打ち。7/13〜下剤が出過ぎるため変更があった。 |
| | 総合評価 | □改善 □改善傾向 ☑維持 □改善が認められない | ☑改善 □改善傾向 □維持 □改善が認められない | □改善 ☑改善傾向 □維持 □改善が認められない | □改善 ☑改善傾向 □維持 □改善が認められない |
| | 計画変更 | ☑無 □有 | □無 ☑有 | ☑無 □有 | ☑無 □有 |
| GLIM基準による評価※<br>※医療機関から情報提供があった場合に記入する。 | | □低栄養非該当<br>□低栄養<br>（□中等度 □重度） | □低栄養非該当<br>□低栄養<br>（□中等度 □重度） | □低栄養非該当<br>□低栄養<br>（□中等度 □重度） | □低栄養非該当<br>□低栄養<br>（□中等度 □重度） |
| 経口維持加算（Ⅰ）又は（Ⅱ）を算定している場合は必須 | 摂食・嚥下の課題 / 摂食・嚥下機能検査 | □水飲みテスト<br>□頸部聴診法<br>□嚥下内視鏡検査<br>□嚥下造影検査<br>□咀嚼能力・機能の検査<br>□認知機能に課題あり（検査不可のため食事の観察にて確認）<br>□その他（　　）<br>実施日：　年　月　日 | □水飲みテスト<br>□頸部聴診法<br>□嚥下内視鏡検査<br>□嚥下造影検査<br>□咀嚼能力・機能の検査<br>□認知機能に課題あり（検査不可のため食事の観察にて確認）<br>□その他（　　）<br>実施日：　年　月　日 | □水飲みテスト<br>□頸部聴診法<br>□嚥下内視鏡検査<br>□嚥下造影検査<br>□咀嚼能力・機能の検査<br>□認知機能に課題あり（検査不可のため食事の観察にて確認）<br>□その他（　　）<br>実施日：　年　月　日 | □水飲みテスト<br>□頸部聴診法<br>□嚥下内視鏡検査<br>□嚥下造影検査<br>□咀嚼能力・機能の検査<br>□認知機能に課題あり（検査不可のため食事の観察にて確認）<br>□その他（　　）<br>実施日：　年　月　日 |
| | 検査結果や観察等を通して把握した課題の所在 | □認知機能<br>□咀嚼・口腔機能<br>□嚥下機能 | □認知機能<br>□咀嚼・口腔機能<br>□嚥下機能 | □認知機能<br>□咀嚼・口腔機能<br>□嚥下機能 | □認知機能<br>□咀嚼・口腔機能<br>□嚥下機能 |
| | ※食事の観察 / 参加者 | □医師<br>□歯科医師<br>□管理栄養士<br>□栄養士<br>□歯科衛生士<br>□言語聴覚士<br>□作業療法士<br>□理学療法士<br>□看護職員<br>□介護職員<br>□介護支援専門員<br>実施日：　年　月　日 | □医師<br>□歯科医師<br>□管理栄養士<br>□栄養士<br>□歯科衛生士<br>□言語聴覚士<br>□作業療法士<br>□理学療法士<br>□看護職員<br>□介護職員<br>□介護支援専門員<br>実施日：　年　月　日 | □医師<br>□歯科医師<br>□管理栄養士<br>□栄養士<br>□歯科衛生士<br>□言語聴覚士<br>□作業療法士<br>□理学療法士<br>□看護職員<br>□介護職員<br>□介護支援専門員<br>実施日：　年　月　日 | □医師<br>□歯科医師<br>□管理栄養士<br>□栄養士<br>□歯科衛生士<br>□言語聴覚士<br>□作業療法士<br>□理学療法士<br>□看護職員<br>□介護職員<br>□介護支援専門員<br>実施日：　年　月　日 |
| | ※多職種会議 / 参加者 | □医師<br>□歯科医師<br>□管理栄養士<br>□栄養士<br>□歯科衛生士<br>□言語聴覚士<br>□作業療法士<br>□理学療法士<br>□看護職員<br>□介護職員<br>□介護支援専門員<br>実施日：　年　月　日 | □医師<br>□歯科医師<br>□管理栄養士<br>□栄養士<br>□歯科衛生士<br>□言語聴覚士<br>□作業療法士<br>□理学療法士<br>□看護職員<br>□介護職員<br>□介護支援専門員<br>実施日：　年　月　日 | □医師<br>□歯科医師<br>□管理栄養士<br>□栄養士<br>□歯科衛生士<br>□言語聴覚士<br>□作業療法士<br>□理学療法士<br>□看護職員<br>□介護職員<br>□介護支援専門員<br>実施日：　年　月　日 | □医師<br>□歯科医師<br>□管理栄養士<br>□栄養士<br>□歯科衛生士<br>□言語聴覚士<br>□作業療法士<br>□理学療法士<br>□看護職員<br>□介護職員<br>□介護支援専門員<br>実施日：　年　月　日 |
| | ①食事の形態・とろみ、補助食の活用 | □現状維持　□変更 | □現状維持　□変更 | □現状維持　□変更 | □現状維持　□変更 |
| | ②食事の周囲環境 | □現状維持　□変更 | □現状維持　□変更 | □現状維持　□変更 | □現状維持　□変更 |
| | ③食事の介助の方法 | □現状維持　□変更 | □現状維持　□変更 | □現状維持　□変更 | □現状維持　□変更 |
| | ④口腔のケアの方法 | □現状維持　□変更 | □現状維持　□変更 | □現状維持　□変更 | □現状維持　□変更 |
| | ⑤医療又は歯科医療受療の必要性 | □現状維持　□変更 | □現状維持　□変更 | □現状維持　□変更 | □現状維持　□変更 |
| | 特記事項 | | | | |

※経口維持加算（Ⅱ）を算定する場合は、医師、歯科医師、歯科衛生士又は言語聴覚士が参加していること

注1）★¹スクリーニング／アセスメント／モニタリング
　　★²日本摂食嚥下リハビリテーション学会の嚥下調整食コード分類（4、3、2－2、2－1、1j、0t、0j）
　　★³「1：よい」「2：まあよい」「3：ふつう」「4：あまりよくない」「5：よくない」
　　★⁴「1：大いにある」「2：ややある」「3：ふつう」「4：ややない」「5：全くない」
2）スクリーニングにおいては、把握可能な項目（BMI、体重減少率、血清アルブミン値）等により、低栄養状態のリスクを把握する。
3）利用者の状態及び家族等の状況により確認できない場合は、空欄でもかまわない。
出所）図2－12に同じ　別紙様式4－1－1をもとに作成

表2-19　栄養ケア計画書（例）

| 栄養ケア・経口移行・経口維持計画書（施設） ||||
|---|---|---|---|
| 氏　名：　井○　○子　殿 || 入所（院）日　：　○年 6月 4日 ||
| ^ || 初回作成日　　：　○年 6月 4日 ||
| 作成者：　松○　○子 || 作成（変更）日：　○年 7月 3日 ||
| 利用者及び家族の意向 | ・明るく、健やかに過ごしてほしい。 || 説明日<br>○年7月3日 |
| 解決すべき課題<br>（ニーズ） | 低栄養状態のリスク　□低　☑中　□高<br>・食事と水分摂取ができないときがある（入居後体重が3.5kg減少した）。<br>・むせて嚥下しにくいことがある。 |||
| 長期目標と期間 | ・現状の体重と体力の維持。 |||

| 分類 | 短期目標と期間 | 栄養ケアの具体的内容（頻度、期間） | 担当者 |
|---|---|---|---|
| ①栄養補給・食事 | ・現状の体重と健康の維持 | ・身長　150cm　体重　36.9kg　BMI　16.9kg/m$^2$<br>　必要エネルギー　1227kcal　たんぱく質　38g<br>　提供エネルギー　1150～1250kcal<br>　提供たんぱく質　50～55g　　（毎日、3か月） | 医師<br>管理栄養士<br>看護師 |
| ^ | ・食事摂取が難しいときがある | ・食事形態　主食　粥　ミキサー<br>　　　　　　副食　ミキサー<br>食事がとれないときは、エンシュアリキッド500～700mlを提供（毎食、3か月） | ^ |
| ②栄養・食事相談 | ・脱水の予防 | ・食事がとれない場合は体液の調整ができなくなるため経口補水液（イオン水・アクアサポート）を提供する。（適時、3か月） | 管理栄養士<br>介護福祉士 |
| ^ | ・嚥下をスムーズにしたい | ・食事のはじめに飲み込みなどが悪そうな場合は、エンゲリードのゼリーを提供し、嚥下訓練を行う。（適時、3か月） | 管理栄養士 |
| ③多職種による課題の解決など | ・体重の把握と記録 | ・月1回の体重測定を行い、記録して把握する。著しい減少のある場合は、対処の検討を行う。（月1回、3か月） | 看護師 |
| ^ | ・食事水分摂取量の把握と記録 | ・食事と水分の摂取量を把握して記録する。減少のある場合は、食形態などの変更、検討を行う。（毎食、3か月） | 管理栄養士<br>介護福祉士 |
| ^ | ・義歯が合わない | ・義歯が合わず、外れてしまう場合があるため、調整を行う。（適時、3か月） | 管理栄養士<br>歯科医 |
| 特記事項 || ・一時期、食欲が落ちていたが、家人の熱心な食事介助により食欲が出てきた。体調が戻れば速やかにもとの食形態に戻していく。 ||

栄養ケア提供経過記録

| 月日 | サービス提供項目 |
|---|---|
| 6／20～ | 毎昼食時、嚥下の様子を観察する。 |

出所）図2-12に同じ　別紙4-1-2をもとに作成

## 第2節　社会福祉施設での実習

### 1　社会福祉施設での主な実習内容

社会福祉施設で履修可能な実習科目は、「臨床栄養学」（ただし、栄養ケア・マネジメント、療養食を提供している施設）及び「給食経営管理論」「給食の運営」です。実習先が社会福祉施設の場合には、その特徴からおおよそ以下の実習内容が考えられます。実習先の施設・設備や人的な条件にもよりますが、実習を計画する際の参考にしてください。

■1「臨床栄養学」として実習する場合の主な内容
①利用者の心身の状況や栄養状態、病状、日々の過ごし方や潜在的な希望などの把握と、個別支援計画に基づいた栄養ケアプランの作成、実施、評価の方法
②個別支援計画の総合的なマネジメントの考え方の理解と、リスク保有者の栄養状態の評価・判定、栄養補給、食の自立支援、栄養教育、評価の方法や記録方法など
③利用者への対応や他職種との連携を図るためのコミュニケーション技法
④福祉施設給食の特質をふまえた食事サービスの総合的なマネジメント

■2「給食経営管理論」として実習する場合の主な内容
①栄養・給食業務の総合的マネジメント業務の運営方針と業務目標の設定
②各種業務の企画立案、業務の運営に関わる会議の企画と運営
③人事及び労務管理や人材育成、職場教育
④栄養部門における運営経費の把握と経営管理、他部門及び他職種との連絡調整
⑤アウトソーシング、リスクマネジメントの実際、調査・研究など

■3「給食の運営」として実習する場合の主な内容
①実習施設の組織や運営の特徴、給食施設の特質、給食の目的・目標などの理解
②給食業務の基本的な流れや福祉施設給食の特徴の把握
③献立作成及び栄養価算定、食材管理、調理（盛りつけ、配膳を含む）、衛生管理など給食の基本業務

### 2　社会福祉施設の特徴

#### 1——社会福祉施設の種別

■1根拠法による分類
社会福祉施設は、根拠法から体系化することができます。生活保護法による「保護施設」、児童福祉法による「児童福祉施設」、母子及び寡婦福祉法による「母子福祉施設」、老人福祉法による「老人福祉施設」、障害者の日常生活及び社会生活を総合的に支援するための法律（通称「障害者総合支援法」）による「障害者支援施設」などがあり、さらに種別に分かれる施設もあります。

## ❷事業種別による分類

　社会福祉法によれば、社会福祉の事業は、その社会的意義や性格によって「第一種社会福祉事業」と「第二種社会福祉事業」に分類されています。第一種社会福祉事業は、利用者への影響が大きく、保護の必要性が高い事業で主に入所施設です。そのため公的規制の必要性が高く、経営主体は国・地方公共団体、社会福祉法人が原則です。第二種社会福祉事業は、比較的利用者への影響が小さく、主に日中の時間帯にサービスを行う通所施設などです。経営主体の制限も少なく、事業開始の届出をすることによって事業経営が可能な場合がほとんどです。

## ❸利用形態による分類

　社会福祉施設には、その施設で24時間生活する「入所施設」、部分的にその施設で生活する「通所施設」、生活の場を自宅におき、施設を利用する「利用施設」といった利用形態でも分類されます。入所施設は、洗面、食事、排せつ、入浴、就寝の基本的な日常生活活動はもとより、レクリエーション、リハビリテーションといった専門的なサービスまで入所者の特性やニーズに応じて行います。通所施設は、生活の場は自宅ですが、育児や介護などの家族機能の代替、あるいは家庭では実施困難な特殊な養育やリハビリテーションなどの役割を担います。利用施設は、生活の場が自宅という点では通所施設と同じですが、主に地域交流や社会参加、社会資源の活用などを目的とした施設です。

## ❹施設の機能による分類

　社会福祉施設にはそれぞれの目的があり、機能があります。施設機能によって分類すると、介護・養護など日常生活支援を行う「生活施設」、治療や教育・訓練などを行う「更生施設」、福祉的就労の場としての「授産施設」などがあります。

## ❺措置制度と利用契約制度

　利用契約制度とは、利用者本人がサービスを自ら選択し、利用者がサービス提供者と契約を締結して利用する制度です。措置制度とは、市町村などの行政機関の権限で、公的責任において必要性を判断して福祉サービスの対象者、サービスの種類、サービスを提供する事業者などを決める制度です。このように、福祉サービスを受ける場合には、自分に必要なサービスを自ら選択して利用する施設と、措置というプロセスで対象者を決定する施設があります。措置制度で入所が決定する施設は、乳児院、児童養護施設、児童心理治療施設、児童自立支援施設、養護老人ホーム、救護施設、更生施設などです。なお、利用契約制度には、保育所のように子ども・子育て支援法などに基づく利用方式のほか、介護保険法による利用方式、障害者総合支援法による利用方式などがあります。

## 2 ── 入所者にとっての施設と食事

　入所型の施設は、利用者にとっての「生活の場」であり、家庭と同じです。利用者の生命維持を保障しつつ、利用者が求めているその人らしい生活も保障される場でなければなりません。その中で、食べるという行為は、単なる栄養摂取のみを目的としているのではなく、生活の中での楽しみ、張り合いとなることからたいへん重要です。栄養状態の維持・向上を図るというだけではなく、食事を通しての心の交流によって生きる喜びを感じてもらうとと

もに、自立支援にもつながります。栄養、食生活の意義をとらえて日常生活で具体化することは、生活の質（QOL：quality of life）を向上させることにつながります。

### 3 ── 利用者の個別性に配慮した計画

　介護保険施設や障害者支援施設では、利用者の生命維持とその人らしい生活を保障するために、利用者ごとに異なるニーズに合わせて生活を支援するための個別性の高い計画を作成しています。

　介護保険施設である介護老人福祉施設（特別養護老人ホーム）、介護老人保健施設、介護医療院では、施設に配置されている介護支援専門員（ケアマネジャー）が作成する「施設サービス計画」（ケアプラン）にそって「個別援助計画」を作成します。ケアプランは、その利用者の心身の状況や希望などを勘案して利用するサービスの種類や内容を定めた、言わば施設介護の基本計画であり、それに基づいて介護計画、看護計画、治療計画、栄養ケア計画、機能訓練計画といった内容の個別援助計画が作成されるという上位計画と下位計画の関係にあります。

　障害者支援施設を利用する場合も、相談支援専門員が障害者本人や家族とともに「サービス等利用計画」を作成します。サービス等利用計画は、総合的な援助方針や解決すべき課題をふまえ、最も適切なサービスの組み合わせなどを検討して作成するもので、障害者本人の生活設計であり、その人の総合的な支援計画です。それに基づいて、各施設のサービス管理責任者が、その施設でその利用者に提供する適切なサービス内容を検討して「個別支援計画」を作成します。

　介護保険施設や障害者支援施設では様々な専門職が配置されていますが、多職種の連携を可能にするのもこの個別援助計画や個別支援計画があるからです。

## 3　高齢者・介護福祉施設の特徴

　食事が提供される高齢者・介護福祉施設には、介護保険法に定められているサービスのうち、介護保険施設及び通所と短期入所を行う施設と、老人福祉法に定められている老人福祉施設のうち入所と通所を行う施設があります。その中で本項では、介護老人福祉施設（特別養護老人ホーム）の概要について述べます。なお、栄養ケア・マネジメントについては、前述の介護老人保健施設と同じです。

#### ❶介護老人福祉施設の目的

　特別養護老人ホームは、1963（昭和38）年の老人福祉法の制定に伴い、新たな老人ホームの体系の1つとして創設され、主に寝たきりの状態にあり常時介護を必要とする高齢者の長期入所施設として、また、措置施設としての役割を担ってきました。介護保険法の制定により、特別養護老人ホームのうち、都道府県の知事が介護保険の給付対象となる施設介護サービスを提供できる施設として指定したものを「介護老人福祉施設」と言います。

　介護老人福祉施設の目的は、施設サービス計画（ケアプラン）に基づいて入浴、排せつ、食事などの介護、その他の日常生活上の世話、機能訓練、健康管理、療養上の世話を行い、入所者の生活を安定させることです。

　介護老人福祉施設（特別養護老人ホーム）は、第一種社会福祉事業であり、前述のとおり、

原則として国・地方公共団体、社会福祉法人が経営します。また、実際は、入所施設単体のサービスではなく、ショートステイ、デイサービス、ホームヘルプなどの在宅サービス事業所や、居宅介護支援事業所などの在宅福祉の相談機関を併設しているところが多く、地域に対しては総合的な介護サービスを提供するセンターとしての役割を担っています。

### 2 介護老人福祉施設の利用者

　介護老人福祉施設の入所者は要介護認定で要介護者と判定された人で、在宅で介護を受けることが困難な人です。健康管理や療養上の世話以上の医療を必要とする人は入所できません。また、介護老人福祉施設では、入所希望者が入所定員を上回っている現状から、必要性や緊急性の高い入所希望者を優先的に入所できるようになっています。

　要介護状態と認定されて入所した後に、身体の状況が回復し、自立あるいは要支援になった場合には、施設を退所しなければなりませんので、入所者は身体の状態が回復した後のことも検討しておく必要があります。決して「終の住み処」というわけではありません。

　なお、老人福祉法第11条により、高齢者が家族の介護放棄や虐待などやむを得ない事情があり、契約によって適切に介護サービスを利用することができない場合には、市町村が措置制度により、その高齢者を入所させることができる施設となっています。

### 3 介護老人福祉施設の専門職

　介護老人福祉施設は、入所者にとって「生活の場」であり、多様な職種が連携して入所者の生活を支えています。介護老人福祉施設には、医師、生活支援員（ソーシャルワーカー）、介護職員または看護職員、管理栄養士・栄養士、機能訓練指導員、介護支援専門員などが配置されています。前述のとおり、介護支援専門員が中心となって、一人一人の入所者に対して施設介護サービス計画（ケアプラン）が立てられており、これに基づいた個別援助計画によってチームによる介護が行われています。

### 4 介護老人福祉施設の類型

　介護老人福祉施設は入所定員が30人以上の施設ですが、その中には、従来から存在している4人部屋が中心の介護老人福祉施設と、全室個室で家庭的な雰囲気の中でケアを行うユニット型の介護老人福祉施設があります。ユニット型は、前述のとおり、10人以下の個室と共同生活室（リビング）を1ユニットとして構成し、ユニットごとに入所者の日常生活が営まれ、これに対する支援を行います。2002（平成14）年以降に整備される場合にはこの全室個室でユニットケアを行うことが標準として位置づけられていますが、居住費（ホテルコスト）の利用者負担の増大が課題です。ホテルコストは施設がユニットケアを導入しているかどうか、居住スペースが個室であるか多床室（相部屋）であるかによって費用が変わります。

　また、2006（平成18）年より地域密着型サービスとして展開されている定員29名以下の「地域密着型介護老人福祉施設」があります。

## 4　児童福祉施設の特徴

　児童福祉施設とは、満18歳未満の子どもを対象にして保護、養育、訓練、育成などを行って子どもの福祉を図ることを目的とする施設で、児童福祉法第7条によれば12種類あります。入所型の施設には、乳児院、児童養護施設、障害児入所施設、児童心理治療施設、児童自立

支援施設などがあり、通所型の施設には、保育所、幼保連携型認定こども園、児童発達支援センターなどがあります。

その中で本項では、保育所、認定こども園について述べます。

## 1 ——保育所の概要

### ■1 保育所の目的

保育所は、保護者の労働、病気などの理由により、昼間に保育ができない家庭の0歳から就学前までの乳幼児の保育を行うことを目的とした児童福祉施設です。

保育所は「養護」と「教育」が一体的に行われていることが特徴です。養護とは「子どもの生命の保持及び情緒の安定を図るための援助や関わり」のことで、教育とは「子どもが健やかに成長し、その活動がより豊かに展開されるための発達の援助であり、『健康』、『人間関係』、『環境』、『言葉』及び『表現』の5領域から構成される」とされています。

近年の出生率の低下によって乳幼児の数は年々減少傾向にありますが、女性の社会進出、核家族化の進行などによって保育所に通う乳幼児の数は増加しています。利用者は多く、通所施設で第二種社会福祉事業ですが、多くの利用者が毎日長時間利用することから生活施設としての機能と役割が大きい施設です。

### ■2 保育所の利用者

児童福祉施設には、その目的によって様々な子どもが利用していますので、子どもの特性に対応した食事づくりを行わなくてはなりません。

保育所に通う子どもは発育・発達の著しい時期であり、発育段階に個人差があります。また、偏食や体調不良の子ども、食物アレルギーの子ども、障害のある子どもなどが通っています。そのような特別な配慮が必要な子どもには、嘱託医やかかりつけ医などの指導・指示にしたがい、保護者との緊密な連携のもと一人一人個別に対応し、異なる発育段階、栄養状態、身体状況に応じた食事を提供することが求められています。

### ■3 保育所の専門職

保育に関わる専門職は、保育士、嘱託医、看護師、管理栄養士・栄養士、調理員などであり、これらによる「チーム保育」が行われています。特に健康や安全に関することは、全職員の連携・協力が不可欠です。さらに、園内の職員だけではなく、地域の保健センターや保健所、医療機関、療育機関などとの連絡調整や協力体制の確立も欠かせません。

保育所における食事の提供において、子どもの状況を十分に把握し、それを食事に反映させるには、多職種の連携が必要です。管理栄養士・栄養士が、実際に子どもの喫食状況をみて、把握、判断することが栄養管理を行ううえで望ましいと考えられますが、現実の業務では難しい場合もあります。そのようなときには、子どもに直接関わる保育士などが観察した情報を共有し、管理栄養士・栄養士と連携して対応するという体制をとることも考えられます。

保育の一部である「食育」も、専門性の異なる職種が協働することで、質を高めることができます。また、保育所における食育をより豊かに展開するためには、子どもの家庭や地域住民との連携・協力に加えて、地域の保健センターや保健所、医療機関、学校などの教育機関、地域の商店や食事に関する産業との連携・協力を得ることが大切です。

## 2 ── 保育所給食の目標

　保育所は入所する子どもにとって1日の生活時間の大半を過ごすところであり、保育所における食事の意義は大きいと考えられます。保育所における食事の提供には、「心身の発育・発達」「食事を通じた教育」「保護者支援」の3つの目標があります。

### 1 心身の発育・発達

　保育所に限らず、いずれの児童福祉施設においても子どもにとっての食事は、適切に栄養を摂取することによって健全な発育及び健康の維持・増進を図る役割があります。摂食・嚥下機能や味覚などの身体発育だけではなく、おいしい、楽しいという情緒的な発達も促します。また、近年増加している生活習慣病の予防には、子どものころからの正しい生活習慣、その中でも特に食習慣が重要であると指摘されています。生涯にわたって望ましい食習慣をつくることは、生活習慣病の予防の観点からもたいへん重要です。

### 2 食事を通じた教育

　厚生労働省告示「保育所保育指針」では、健康な生活の基本としての「食を営む力」の育成に向け、その基礎を培うことを目標とする食育の推進を保育所に求めています。保育所における食事の提供は、食育の一部であり、食を通じた子どもの健全育成であるという視点をもって取り組むことが大切です。

### 3 保護者支援

　保育所は家庭に代わって子どもに食事を提供していることから、子どもにとって望ましい食事環境を実現するためには、子どもの食生活を担っている家庭と保育所の双方が適切な食事を提供し、効果的な食育に取り組まなければなりません。食を通して保護者を支援することも保育所給食の大切な役割です。

## 3 ── 保育所における管理栄養士・栄養士の役割

　保育所の管理栄養士・栄養士は、次のように、子どもの栄養管理、食事の提供、栄養教育という一般的な役割に加えて、食育を推進する役割が期待されています。食育を推進するためには、施設長（園長）をはじめ、他の職員との協力体制を築く必要があります。

- 食育の計画・実践・評価
- 授乳、離乳食を含めた食事・おやつの提供と栄養管理
- 子どもの栄養状態、食生活の状況の観察及び保護者からの栄養・食生活に関する相談・助言
- 病児・病後児保育、障害のある子ども、食物アレルギーの子どもの保育における食事の提供及び食生活に関する指導・相談
- 食事の提供及び食育の実践における職員への栄養学的助言　など

　管理栄養士・栄養士が配置されている保育所は、子どもの食事に立ち合うことで子どもの実態を正確に把握することができます。子どもの食欲は、献立以外の要素が大きく影響し合っていると考えられています。たとえば、以下のような要素を見極めながら、また、食べてい

る子どもの食事の意欲や話の内容などから子どもの食への関心度を把握し、それをふまえて献立を作成することによって、その時期の子どもの実態に応じた食事内容に近づけることができます。
- その日の体調
- 午前中の運動量など食事までのお腹のすき具合
- 調理過程への関わりの有無
- 料理の見た目（色や形やにおいなど）
- 食べた経験があるかどうかによる「おいしさ」への見通し
- 仲間と一緒に食べることの影響
- その日の蒸し暑さなどの気候の影響

また、子どもの食事の状況（摂取量、食べ方など）、身体状況などを観察することを通して個別に対応が必要な子どもを把握し、適切な対応をとることができるようになります。こうした食事状況、身体状況などを観察する場合は、定期的に多職種間で情報を共有しながら行うことが求められます。

## 4 ── 保育所の栄養・食事管理

### 1 食育の計画の作成

保育所保育指針によれば、「乳幼児期にふさわしい食生活が展開され、適切な援助が行われるよう、食事の提供を含む食育の計画を作成し、保育の計画に位置付けるとともに、その評価及び改善に努めること」と定められています。

生命の保持と情緒の安定を図るためには、入所前の生育歴や入所後の記録などから、子どもの発育・発達状態、健康状態、栄養状態、生活状況などを把握し、それぞれに応じた必要な栄養量を確保できるよう留意します。また、子どもの咀嚼や嚥下機能などの発達に応じて食品の種類、量、大きさ、固さ、食具などに配慮し、食に関わる体験が広がるよう工夫します。さらに、子どもにとっておいしく魅力的なものであるよう配慮しなければなりません。保育時間が長時間化する中で、子どもにとって食事の場が親しみとくつろぎの場となるように、温かくゆとりのある食事の時間を確保し、様々な食事の場の物的な環境にも配慮することが必要です。

また、食事の提供にあたっては、食事の場が人間的な信頼関係の基礎をつくる場であることを重視して、子ども同士、保育士や調理員、管理栄養士・栄養士、保護者、地域の人々といった様々な人といっしょに食事をつくったり、食べたりする中で、子どもの「人と関わる力」が育まれるように教育的配慮をすることも重要です。

このようなことから、保育所で食事の提供を行う際には、各保育所の保育内容と切り離して実施されることがないように、食事の提供を含めた食育の計画を、各保育所の保育の計画に位置づけながら作成することが求められています。

### 2 保育所の給食区分

保育所における食事は、3歳未満児食（調乳、離乳食、1〜2歳児食）と3歳以上児食（3〜5歳児食）に分類され、それぞれ対象児に適した調理により、きめ細かい食事を提供しています（図2−13）。

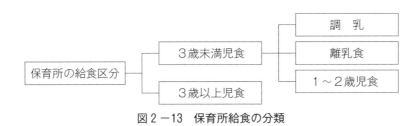

図2-13　保育所給食の分類

### 3 食事摂取基準を活用した栄養・食事管理

日本人の食事摂取基準を活用して栄養・食事管理を行います。給与栄養目標量の設定にあたっては、保育所での食事の基本である昼食とおやつ、家庭での朝食と夕食をあわせて1日の給与栄養目標量になりますので、家庭での食事内容や生活時間、生育歴、病歴など子どもの特性について把握する必要があります。

保育所の給与栄養目標量は、年齢、性別、栄養状態、生活状況などを把握・評価して適切なエネルギー量及び栄養素量を設定しますが、年齢階級などで設定しても差し支えありません。前述の保育所の給食区分に分けて献立が作成されることから、給与栄養目標量は、1～2歳児食、3～5歳児食について設定されることが多いと考えられます（表2-20）。

保育所の給与栄養量は、昼食については、生活状況などで特段配慮すべき問題がない場合には1日全体のおおむね1/3を目安とします。また、おやつは、1日3回の食事を補助するものと考え、発育・発達状況や生活状況などに応じて1日全体の食事摂取基準の10～20％程度の量が目安です。おやつの時間は、活動量が多い時間帯が適しています。1～2歳児は10時と15時の2回100～150kcal、3～5歳児は15時のみ1回で150～200kcalが目安です。延長保育でおやつや夕食を提供する場合は、おやつでは食事摂取基準の10％程度、夕食であれば25～30％程度を目安としますが、一人一人の子どもの年齢や健康状況、生活の環境に応じて対応できるようにします。

献立作成にあたっては、子どもの発育段階に応じた献立にすること、調理様式別（和洋中）、主菜別、調理方法が重ならないようにすること、味覚形成期であることから薄味にすること（塩分濃度計で測定し、3歳児未満は0.2～0.25％、3歳児以上は0.4～0.5％が望ましい）、季節の食品（旬の素材）や年中行事食を必ず盛り込むことが大切です。

### 4 離乳食の進め方の留意点

離乳食については、「授乳・離乳の支援ガイド」に示された「離乳の進め方の目安」を参考に乳児の月齢、発育・発達の状況にあわせて提供します。「授乳・離乳の支援ガイド」は、乳汁や離乳食といった「もの」にのみ目が向けられるのではなく、一人一人の子どもの発育・発達が尊重される支援を基本としています。月齢や目安量にこだわった画一的な進め方ではなく、一人一人の子どもの咀嚼や嚥下機能の発達状況、摂食行動などを考慮し、離乳食の内容（食品の種類や形態）や量を個々にあわせて無理なく進めていくことが重要です。

### 5 調乳の留意点

乳児用調整粉乳（育児用ミルク）を用いる場合には、「乳児用調製粉乳の安全な調乳、保存及び取扱いに関するガイドラインについて」を参考にして、衛生的な取扱いに留意する必要があります。哺乳ビンを用いた粉ミルクの調乳にあたっては、特に「やけどに注意しながら、使用する湯を70℃以上に保つこと」と「調乳後2時間以内に使用しなかったミルクは破

表2-20　ある特定の保育所における給与栄養目標量（設定例）

1～2歳児の給与栄養目標量（男子）

| | エネルギー (kcal) | たんぱく質 (g) | 脂質 (g) | 炭水化物 (g) | ビタミンA (μgRAE) | ビタミンB₁ (mg) | ビタミンB₂ (mg) | ビタミンC (mg) | カルシウム (mg) | 鉄 (mg) | 食塩相当量 (g) |
|---|---|---|---|---|---|---|---|---|---|---|---|
| 食事摂取基準（A）（1日当たり） | 950 | 31～48 | 21～32 | 119～154 | 400 | 0.4 | 0.6 | 35 | 450 | 4.0 | 3.0未満 |
| 昼食＋おやつの比率（B）* | 50% | 50% | 50% | 50% | 50% | 50% | 50% | 50% | 50% | 50% | 50%未満 |
| 1食（昼食）の給与栄養目標量（C＝A×B／100） | 475 | 16～24 | 11～16 | 60～78 | 200 | 0.20 | 0.30 | 18 | 225 | 2.0 | 1.5 |
| 保育所における給与栄養目標量（Cを丸めた値） | 480 | 20 | 14 | 70 | 200 | 0.20 | 0.30 | 18 | 225 | 2.0 | 1.5 |

注）*昼食及び午前・午後のおやつで1日の給与栄養量の50％を給与することを前提とした。

3～5歳児の給与栄養目標量（男子）

| | エネルギー (kcal) | たんぱく質 (g) | 脂質 (g) | 炭水化物 (g) | 食物繊維 (g) | ビタミンA (μgRAE) | ビタミンB₁ (mg) | ビタミンB₂ (mg) | ビタミンC (mg) | カルシウム (mg) | 鉄 (mg) | 食塩相当量 (g) |
|---|---|---|---|---|---|---|---|---|---|---|---|---|
| 食事摂取基準（A）（1日当たり） | 1,300 | 42～65 | 29～43 | 163～211 | 8 | 500 | 0.5 | 0.8 | 40 | 600 | 5.0 | 3.5未満 |
| 昼食＋おやつの比率（B）*¹ | 45% | 45% | 45% | 45% | 45% | 45% | 45% | 45% | 45% | 45% | 45% | 45% |
| 1食（昼食）の給与栄養目標量（C＝A×B／100） | 585 | 19～29 | 13～19 | 73～95 | 3.6 | 225 | 0.23 | 0.36 | 18 | 270 | 2.3 | 1.5 |
| 家庭から持参する米飯110gの栄養量（D）*² | 172 | 2.8 | 0.3 | 40.8 | 0.3 | 0 | 0.02 | 0.01 | 0 | 3 | 0.1 | 0 |
| E＝C－D | 413 | 16～26 | 13～19 | 32～54 | 3.3 | 225 | 0.23 | 0.35 | 18 | 267 | 2.2 | 1.5 |
| 保育所における給与栄養目標量（Eを丸めた値） | 400 | 22 | 15 | 45 | 4 | 225 | 0.25 | 0.35 | 18 | 270 | 2.5 | 1.5 |

注）*¹昼食（主食は家庭より持参）及び午前・午後のおやつで1日の給与栄養量の45％を給与することを前提とした。
　　*²家庭から持参する主食量は、主食調査結果（過去5年間の平均105g）から110gとした。
出所）厚生労働省「日本人の食事摂取基準（2025年版）」をもとに作成

棄すること」が重要です。

## 6 特別な配慮を含めた一人一人の子どもへの対応

　保育所では、月齢、体格による個人差に加えて、食欲不振、偏食、食物アレルギー、肥満児などが増えていることから、個別の対応が必要となる場合が増えています。保護者との面接などを通して、状況を把握し適切な内容の食事を提供することが求められます。また、あわせて保護者に対する支援を行うことも重要です。

　保育所保育指針によれば、「体調不良、食物アレルギー、障害のある子どもなど、一人一人の子どもの心身の状態等に応じ、嘱託医、かかりつけ医等の指示や協力の下に適切に対応すること。栄養士が配置されている場合は、専門性を生かした対応を図ること」とされています（表2-21）。前述のとおり、食育は園内の全職員が連携・協力して進めることですが、特に管理栄養士・栄養士が配置されている場合には、子どもの健康状態、発育・発達状態、栄養状態、食生活の状況をみながら、その専門性を活かして、献立の作成、食材料の選定、調理方法、摂取の方法、摂取量の指導にあたります。また、必要に応じて療育機関、医療機関などの専門職の指導・指示を受けることが必要です。

表2-21　体調不良、食物アレルギー、障害のある子どもへの食事の提供

①体調不良の子どもへの対応
　子どもの体調不良時や回復期等には、脱水予防のための水分補給に留意するとともに、一人一人の子どもの心身の状態と保育所の提供体制に応じて食材を選択し、調理形態を工夫して食事を提供するなど、保護者と相談し、また必要に応じて嘱託医やかかりつけ医の指導、指示に基づいて、適切に対応する。

②食物アレルギーのある子どもへの対応
　保育所における食物アレルギー対応は、安全、安心な生活を送ることができるよう、完全除去を基本として保育所全体で組織的に行う。限られた人材や資源を効率的に運用し、医師の診断及び指示に基づいて対応しなくてはならない。また、医師との連携、協力に当たっては、生活管理指導表を用いることが必須である。
　保育所では、栄養士配置の有無に関わらず、除去食品の誤配や誤食などの事故防止及び事故対策において、安全性を最優先として組織的に最善を尽くす必要があり、常に食物アレルギーに関する最新の正しい知識を全職員が共有していることが重要である。アナフィラキシーショックへの対応については、エピペン®の使用方法を含めて理解し、身に付けておく必要がある。また、食物アレルギー症状を誘発するリスクの高い食物の少ない、又はそうした食物を使わない献立を作成するなど、様々な配慮や工夫を行うことが重要である。さらに、食物アレルギーのある子ども及びその保護者への栄養指導や、地域の子どもとその保護者も含めた食育の取組を通じて、食物アレルギーへの理解を深めていくことが求められる。

③障害のある子どもへの対応
　障害のある子どもに対して、他の子どもと異なる食事を提供する場合がある。食事の摂取に際して介助の必要な場合には、児童発達支援センター等や医療機関の専門職による指導、指示を受けて、一人一人の子どもの心身の状態、特に、咀嚼や嚥下の摂食機能や手指の運動機能等の状態に応じた配慮が必要である。また、誤飲をはじめとする事故の防止にも留意しなければならない。さらに、他の子どもや保護者が、障害のある子どもの食生活について理解できるような配慮が求められる。

出所）厚生労働省『保育所保育指針解説書』2018年　pp.326-327

　食物アレルギーの子どもへの対応にあたっては、保育所の子どもの年齢や保育時間により、食種（乳汁、離乳食、幼児食）や食数（昼食、午後のおやつ、補食など）が多いことから、事故予防と栄養管理の両面から完全除去または解除が基本とされています。除去によりエネルギーや栄養素の不足が生じる場合は、代替食を可能な範囲で提供します。アレルギー食には子どもごとに必要事項を記入した食札を貼り、保育士に渡すときや子どもに提供する前に声かけや指さし確認を行います。

　また、保護者の勝手な判断で食物を除去したり、地域でアレルギーの専門医が少ないなどの状況に備えて「アレルギー疾患生活管理指導表」を活用し、保育所、保護者、主治医や嘱託医が子どもの状況を共通理解して診断や対応について確認することが求められています。

### 7 保育所の食事環境についての留意点

　保育所の設備基準は、食事や午睡（昼寝）のために必要な空間が独立して計算されていないことから、遊ぶ場所で食事や午睡も兼ねている保育所が多くみられます。保育室で食事をとる保育所で安全に食事を提供するためには、食事の前の遊び、午睡など食後の準備で埃が舞っていることから、食事の準備を行うタイミングに気をつける必要があります。

## 5 ── 認定こども園の概要

### 1 認定こども園とは

　認定こども園は、2006（平成18）年度より始まった制度であり、就学前の子どもの教育・保育を一体的に行う施設で、いわば幼稚園と保育所の両方のよさをあわせもった施設です。以下の機能を備えており、認定基準を満たす施設は都道府県などから認定を受けることができます。

①就学前の子どもに幼児教育・保育を提供する機能
　保護者が働いている、いないにかかわらず受け入れて、教育・保育を一体的に行う機能

②地域における子育て支援を行う機能

　すべての子育て家庭を対象に、子育て不安に対応した相談活動や、親子の集いの場の提供などを行う機能

### 2 認定こども園のタイプ

　認定こども園には、地域の実情や保護者のニーズに応じて選択が可能となるように、以下のような多様なタイプがあります。タイプ別の認定こども園数は表2-22のとおりです。なお、認定こども園の認定を受けても、幼稚園や保育所などはその位置づけは失いません。

①幼保連携型：幼稚園的機能と保育所的機能の両方の機能をあわせ持つ単一の施設として、認定こども園としての機能を果たすタイプ。

②幼 稚 園 型：認可幼稚園が、保育が必要な子どものための保育時間を確保するなど、保育所的な機能を備えて認定こども園としての機能を果たすタイプ

③保 育 所 型：認可保育所が、保育が必要な子ども以外の子どもも受け入れるなど、幼稚園的な機能を備えることで認定こども園としての機能を果たすタイプ

④地方裁量型：幼稚園・保育所いずれの認可もない地域の教育・保育施設が、認定こども園として必要な機能を果たすタイプ

表2-22　認定こども園数（令和4年4月1日現在）

| 公私の別 | 幼保連携型 | 幼稚園型 | 保育所型 | 地方裁量型 | 合計 |
|---|---|---|---|---|---|
| 公立 | 912 | 97 | 403 | 2 | 1,414 |
| 私立 | 5,563 | 1,210 | 951 | 82 | 7,806 |
| 合計 | 6,475 | 1,307 | 1,354 | 84 | 9,220 |

出所）内閣府「認定こども園に関する状況について」

### 3 栄養管理加算の要件

　食事の提供にあたり、栄養士を活用して、栄養士から献立やアレルギー、アトピーなどへの助言、食育などに関する継続的な指導を受ける施設が加算の対象となります。なお、栄養士については雇用形態を問わず、嘱託する場合などについても加算の対象となります。

## 第3節　学校での実習

### 1　学校での実習内容と日程

#### 1──学校での主な実習内容

　養成校で履修可能な実習科目は、「給食経営管理論」「給食の運営」です。実習先が学校の場合には、その特徴からおおよそ以下の実習内容が考えられます。実習先の施設・設備や人的な条件にもよりますが、実習を計画する際の参考にしてください。

### 1 「給食経営管理論」として実習する場合の主な内容
①給食機構の概要、給食施設の特質、給食の目的・目標など

②献立作成及び栄養価算定、食材管理、調理、衛生管理などの業務全般
③学校教育の場での成長・発育期における食に関する指導のあり方について、学校の教職員や児童生徒たちとの交流、話し合いなどによる体験学習

**2**「給食の運営」として実習する場合の主な内容（＊印は「給食経営管理論」と同じ実習内容）……
①給食機構の概要、給食施設の特質、給食の目的・目標など＊
②献立作成及び栄養価算定、食材管理、調理、衛生管理などの給食実務についての体験学習
③給食の時間における児童生徒たちとの交流、学校給食を活用した食に関する指導の実施などによる学校給食についての多面的な考察

### 2 ── 学校での実習日程例

　表2-23は、学校で「給食経営管理論」「給食の運営」を1週間で行う場合の実習日程の例です。午前中は、主に衛生的でおいしく仕上げるための給食の生産（調理）を体験します。給食時間は、子どもたちが運搬、配膳に参加しやすくするための配慮や工夫について学び、子どもたちと一緒に給食を食べて子どもたちの様子を観察します。午後は、給食室での食器の洗浄作業を体験します。また、学校の中心となる指導の内容として、特別支援学級の給食状況や人権についての取り組み、養護教諭から保健室にやってくる子どもの様子などの指導

表2-23　学校で行われる実習日程（例）

| 日程 | 実習内容 | | |
|---|---|---|---|
| | 午前 | 給食時間 | 午後 |
| 1日目 | ・教職員にあいさつ<br>・児童生徒にあいさつ<br>・校長講話<br>・教頭講話<br>・校舎の配置確認<br>・栄養教諭の役割 | ・給食のクラス配食状況の参観<br>・交流給食（献立からクイズ） | ・残食状況の確認と献立の感想を児童生徒から聞き取る<br>・栄養教諭から衛生管理について説明を受ける<br>・特別支援学級の子どもたちの給食状況を担任教諭から説明を受ける<br>・実習ノートの記入 |
| 2日目 | ・野菜類の洗浄、下処理<br>・廃棄量の計量とその整理 | ・給食のクラス配食状況の参観<br>・児童生徒にアンケート調査（献立からクイズ） | ・残食状況と返却状況の確認<br>・食器食缶返却状況の確認<br>・クラブ活動に参加<br>・保健室にくる子どもの実態について養護教諭から説明を受ける<br>・実習ノートの記入 |
| 3日目 | ・校門で朝のあいさつ<br>・調味料の計量<br>・加熱調理<br>・献立サンプルの盛りつけ | ・給食のクラス配食状況の参観<br>・交流給食<br>・児童生徒に実習生から給食内容について話をする（献立からクイズ） | ・残食状況と返却状況の確認<br>・洗浄作業<br>・献立作成<br>・人権について本校の取り組みの説明を受ける<br>・実習ノートの記入 |
| 4日目 | ・野菜類の洗浄、下処理<br>・廃棄量の計量とその整理 | ・給食のクラス配食状況の参観<br>・交流給食<br>・児童生徒に実習生から給食内容について話をする（献立からクイズ） | ・残食状況と返却状況の確認<br>・学習参観中の学級を巡回する<br>・給食だよりの作成<br>・実習ノートの記入 |
| 5日目 | ・校門で朝のあいさつ<br>・調味料の計量<br>・加熱調理<br>・献立サンプルの盛りつけ | ・給食のクラス配食状況の参観<br>・児童生徒にアンケート調査結果の報告及び指導 | ・残食状況と返却状況の確認<br>・学校給食における食物アレルギー対応について栄養教諭から説明を受ける<br>・反省会<br>・実習ノートの記入 |

について説明を受けます。栄養教諭、学校栄養職員からは、課題である栄養バランスを考えた献立の作成、また、担任の先生方への給食指導の連絡を兼ねて児童生徒と保護者に給食内容を知らせるための「給食だより」を作成します。なお、学校での実習では、次のようなテーマで献立や給食だよりを作成する課題が設定されることがあります。

①安全・安心で栄養バランスがよい学校給食の献立作成
- 野菜が苦手な児童生徒も食べやすい献立
- 記念日や行事に因んだ献立（こどもの日、卒業式など）
- 家庭で食べる頻度が低いと言われている食品（豆や小魚など）を使った献立

②給食だよりの作成
- 残食の多い献立の栄養を紹介した給食だより
- 病気を予防する献立を紹介した給食だより
- 成長期に重要な栄養を紹介した給食だより

## 2　学校給食の特徴

### 1──学校給食の目的と目標

給食を実施する学校とは「義務教育諸学校」であり、小学校、中学校、特別支援学校小学部・中学部などがあります。学校給食は、1954（昭和29）年に制定された学校給食法に基づいて、教育の一環として実施されてきました。2008（平成20）年、同法は第1条の法の目的、第2条の学校給食の目標といった法の根幹に関わる条項を含めて大幅に改正が行われ、2009（平成21）年4月に施行されました（表2-24）。

**表2-24　学校給食法の目的と学校給食の目標**

（この法律の目的）
第1条　この法律は、学校給食が児童及び生徒の心身の健全な発達に資するものであり、かつ、児童及び生徒の食に関する正しい理解と適切な判断力を養う上で重要な役割を果たすものであることにかんがみ、学校給食及び学校給食を活用した食に関する指導の実施に関し必要な事項を定め、もつて学校給食の普及充実及び学校における食育の推進を図ることを目的とする。

（学校給食の目標）
第2条　学校給食を実施するに当たつては、義務教育諸学校における教育の目的を実現するために、次に掲げる目標が達成されるよう努めなければならない。
1. 適切な栄養の摂取による健康の保持増進を図ること。
2. 日常生活における食事について正しい理解を深め、健全な食生活を営むことができる判断力を培い、及び望ましい食習慣を養うこと。
3. 学校生活を豊かにし、明るい社交性及び協同の精神を養うこと。
4. 食生活が自然の恩恵の上に成り立つものであることについての理解を深め、生命及び自然を尊重する精神並びに環境の保全に寄与する態度を養うこと。
5. 食生活が食にかかわる人々の様々な活動に支えられていることについての理解を深め、勤労を重んずる態度を養うこと。
6. 我が国や各地域の優れた伝統的な食文化についての理解を深めること。
7. 食料の生産、流通及び消費について、正しい理解に導くこと。

## 2 ── 調理場方式、給食の形態、食事環境

### 1 調理場方式

　学校給食の調理は、学校内に調理場がある「単独調理場方式」と2校以上の義務教育諸学校を受けもつ「共同調理場方式」、その他の調理方式（民間などの施設で調理され、学校に配送される）に分けられます。釜と調理台が中心の古いウェットの調理場から、現在はドライ方式で回転釜、連続焼き物機、揚物機、洗浄機といった大量調理機器などが導入されており、食事内容は多様化してきています。また、調理業務の外部委託化（調理員が公務員ではなく、民間からの派遣）は、年々増加しています。

### 2 給食の形態

　給食の形態は、完全給食〔主食（パン、または米飯、麺）、牛乳及び主菜・副菜（おかず）を提供する給食〕、補食給食〔完全給食以外で、牛乳及び主菜・副菜（おかず）を提供する給食〕、ミルク給食（牛乳のみを提供する給食）の3種類があります。特別支援学校では、かむ力の弱い子どものためにペースト食、初期食、中期食、後期食、自立期食、普通食などの段階食を実施している学校もあります。

### 3 食事環境

　給食の食事環境には、ランチルームのある学校と、教室で学習机を食事テーブルに変えて使う学校があります。

## 3 ── 給食費

　学校給食は、一度にたくさんの物資を購入するため単価が安くなり、1食250円程度でおいしく、しかも栄養バランスをとることができます。しかし一方で、限られた予算であることから児童生徒や保護者の意思が反映できない面もあります。たとえば食器具類は、児童生徒の食べる姿勢に影響することがあり、料理にふさわしい食器になっているのか、正しい箸の持ち方や使い方ができる材質を選んでいるのかなどの配慮が求められるのですが、食器については多くの市町村で統一しているのが現状です。また、地場産物の活用を推進する観点から、地場産の米や野菜を活用した給食など地域特性を考えて実施できるようにしたいところですが、価格面や確保できる量などの関係で実施できない地域もあります。

## 4 ── 学校給食の献立作成上の留意点

　学校給食の献立作成上の留意点は、表2-25のとおりです。市町村によって違いますが、学校給食は大量調理が多く、一般消費者の生活に影響が出るような食材は使わないようにします。1人分の量は、家庭料理の1人分と同じようには使えない食材もあります。たとえば、葉野菜のほうれん草は、その1つです。

## 5 ── 学校給食を活用した食に関する指導

　近年、食育の重要性が高まり、栄養教諭の配置が進んでいます。管理栄養士・栄養士が栄

表2-25　献立作成上の留意点

1. 児童生徒の実態をつかみ、学校給食摂取基準（表2-26）を満たすようにする。しかし、残食状況を見て数字にとらわれすぎないようにする。また、学校給食の標準食品構成表を参考にする。
2. 年間献立作成計画に基づいて作成する。
   - 旬の食材を取り入れ、1食分では味や調理法、食材、彩りなどを重ねないようにする。
   - 丼やカレーライスのようなご飯の上からかける料理は、月1～2回にする（食べるのが速く、かむ回数が少なくなる傾向がある）。
   - 教科等と関連した献立を加える。
   - 使用する食品や調理法などから献立のねらいを決める。
3. 食器や食缶に入るように出来上がり量や配膳しやすい献立にする。
4. 副食の配缶割合は、めやすとして小学校中学年（3・4年生）を1とし、小学校低学年（1・2年生）は0.8倍、小学校高学年（5・6年生）は1.2倍とする。
5. 決められた給食費の範囲内で作成する。
6. 施設・設備、調理員の作業能力に余裕をもった献立を作成する。
7. 教育委員会等は献立作成委員会等を設け、栄養教諭等や保護者等の意見が十分尊重されるような仕組みを整える。
8. 家庭における日常の食生活の指標になるよう不足しがちな栄養素がとれるように配慮する（カルシウム、鉄、ビタミン、食物繊維等）。
9. 地場産物を活用し、栽培した人の思いや心がわかり、感謝の気持ちを育む給食になるようにする。
10. 地域の郷土食や行事食を取り入れ、食の工夫などの食文化や伝統がわかる献立にする。

出所）「学校給食実施基準の一部改正について」平成25年1月30日文部科学省通知、学校給食における児童生徒の食事摂取基準策定に関する調査研究協力者会議「学校給食摂取基準の策定について（報告）」2011年をもとに作成

表2-26　児童又は生徒一人一回当たりの学校給食摂取基準

| 区分 | 基準値 | | | |
|---|---|---|---|---|
| | 児童（6～7歳）の場合 | 児童（8～9歳）の場合 | 児童（10～11歳）の場合 | 生徒（12～14歳）の場合 |
| エネルギー（kcal） | 530 | 650 | 780 | 830 |
| たんぱく質（％） | 学校給食による摂取エネルギー全体の13～20％ | | | |
| 脂質（％） | 学校給食による摂取エネルギー全体の20～30％ | | | |
| ナトリウム（食塩相当量）（g） | 1.5未満 | 2未満 | 2未満 | 2.5未満 |
| カルシウム（mg） | 290 | 350 | 360 | 450 |
| マグネシウム（mg） | 40 | 50 | 70 | 120 |
| 鉄（mg） | 2 | 3 | 3.5 | 4.5 |
| ビタミンA（μgRAE） | 160 | 200 | 240 | 300 |
| ビタミン$B_1$（mg） | 0.3 | 0.4 | 0.5 | 0.5 |
| ビタミン$B_2$（mg） | 0.4 | 0.4 | 0.5 | 0.6 |
| ビタミンC（mg） | 20 | 25 | 30 | 35 |
| 食物繊維（g） | 4以上 | 4.5以上 | 5以上 | 7以上 |

注1）表に掲げるもののほか、次に掲げるものについてもそれぞれ示した摂取について配慮すること。
　　亜　　鉛……児童（6～7歳）2mg、児童（8～9歳）2mg、児童（10～11歳）2mg、生徒（12～14歳）3mg
　2）この摂取基準は、全国的な平均値を示したものであるから、適用に当たっては、個々の健康及び生活活動等の実態並びに地域の実情等に十分配慮し、弾力的に運用すること。

出所）「学校給食実施基準」平成21年文部科学省告示（最終改正：令和3年2月12日）別表

養教諭となって「学校給食の管理」と学校給食を活用した「食に関する指導」を行っています。

学校給食は、学習指導要領において特別活動の「学級活動」に位置づけられています。また、小中学校の学習指導要領第1章総則には「学校における食育の推進」が位置づけられており、各教科の指導内容にも食育に関する記述が充実しました。

特別支援学校での給食の時間における食に関する指導は、児童生徒の生命の維持、健康状態の回復や保持・増進など障害による学習上、生活上の困難を改善・克服し、自立を図るために必要な知識、技能、態度及び習慣を養うための教育活動としてとらえて指導を展開します。

## 3　学校給食の対象者を理解するための留意点

### ❶成長・発育期にある児童生徒

児童生徒は、心身ともに成長・発育が著しい時期です。実習校の子どもたちと話す機会をもつようにすると家庭での生活の様子をつかむことができ、献立作成などに活かすことができます。家庭での食事のマナー、食事時間や食べ物の好み、朝食やおやつの摂取などの食事に関すること、または、起床時刻や就寝時刻、塾通いといった生活習慣のことなどを話題にします。もちろん、児童生徒が嫌な気持ちにならないように配慮することが必要です。

### ❷給食の食べ方やマナー

給食の時間に児童を観察していると、給食の食べ方やマナーで気になる場合があります。小学校の給食時間は45～50分の設定で、準備15分、食事20分、片づけ10分が一般的ですが、小学校1年生（6歳）の場合、牛乳や汁物をこぼしたり、20分では食べることができない児童がみられます。牛乳や汁物をこぼしてしまう児童は、置き場所が主な原因になっていることがあります。また、落ち着きがなくてよく動く児童も見受けられます。食べ終えるのに時間が長くかかる児童は、おしゃべりが原因になっていることが多く、おしゃべりなしのモグモグタイムを設定するなど工夫した指導が行われています。高学年になると、当番児童が運搬、盛りつけ、配膳、あいさつなどを自主的に手際よく進めることができます。

### ❸特別な配慮を含めた一人一人の児童生徒への対応

特別支援学級には、食事にこだわりのある児童生徒がみられます。たとえば、ご飯が好きな児童生徒は、ご飯ばかりを食べておかわりをします。ここで担任教諭は、「おかずを食べたらおかわりができるよ」などと栄養バランスがよくなるように指導します。おかわり分のご飯は残しておきます。給食に興味がある児童生徒は、その日の献立表を前もって見て楽しみにしています。

## 4　栄養教諭・学校栄養職員（管理栄養士・栄養士）の主な業務と役割

栄養教諭、学校栄養職員は、学校という組織の中で、校長、担任教諭、養護教諭などと共通理解のうえで学校給食に関係する業務を中心に担います。学校給食は1年間に約180日実施され、その日常業務として献立作成や給食物資の選定、購入、検収などに関わり、できあがった給食は毎日確実に検食し、その状態を記録に残します。栄養教諭、学校栄養職員の1

日の業務の例は、表2－27のとおりです。

　学校では一人職種です。学校の基本的な到達目標を決める組織などに参加し、専門的立場から学校給食に関連する計画に加わります。児童生徒は心身の発育・発達が著しいことをふまえて、家庭の食事の実態から、不足しがちな栄養素を含んだ食品を使用した献立を作成します。旬の食材や地場産物も使用します。

　学校給食の実施にあたっては、調理員との連絡、相談、報告を行いながら、衛生管理、残食の確認、日常業務の記録を行います。同様に、教職員ともコミュニケーションをとりながら給食の時間が支障なく運ぶように進めます。特に食物アレルギーを有する児童の給食の対応については、家庭と連絡をとり合って、調理については調理員に、学級での給食の時間の対応については担任教諭に連絡し、間違いがないように食物アレルギー対応を優先して実施します。学校給食の内容については「献立表」や「給食だより」などを家庭に配付し、家庭や地域と連携しながら進め、理解や協力を得るようにします。

表2－27　栄養教諭、学校栄養職員（管理栄養士・栄養士）の1日の業務（例）

| 午前 | | 給食時間 | | 午後 | |
|---|---|---|---|---|---|
| 8：10 | ・校門で朝のあいさつ | 12：25 | ・給食運搬指導 | 13：10 | ・残食調査、献立についての聞き取り調査 |
| 8：30 | ・職員朝会 | 12：35 | ・学級で配食の指導 | 13：25 | ・調理員と当日の反省や明日の献立の調理、器具、使用食器などについて打ち合わせ |
| 9：00 | ・検収、調理の打ち合わせ | 12：40 | ・交流給食 | | |
| 9：30 | ・給食だよりの作成、印刷 | | ・箸の持ち方の指導 | | |
| 11：40 | ・給食室でできあがり状況の確認 | | ・返却指導 | | |
| 12：00 | ・検食 | | | 14：00 | ・給食日誌の記入 |
| | | | | 14：30 | ・明日の給食内容に関する教材の準備 |
| | | | | 16：30 | ・養護教諭と健康状態について打ち合わせ |
| | | | | 17：00 | ・業務終了 |

# 第4節　事業所での実習

## 1　事業所での実習内容と日程

### 1──事業所での主な実習内容

　事業所で履修可能な実習科目は、「給食経営管理論」「給食の運営」です。実習先が事業所の場合には、その特徴からおおよそ以下の実習内容が考えられます。実習先の施設・設備や人的な条件にもよりますが、実習を計画する際の参考にしてください。

**1「給食経営管理論」として実習する場合の主な内容**……………………………………
①事業所における給食業務全般（栄養管理的側面と経営管理的側面を中心に）についての基本的な理解と経営理念・経営方針に基づく運営方法
②事業所における給食経営管理の知識・技術の活用と、給食業務の合理化・標準化、コスト管理の観点から栄養管理を実施するうえでの工夫、技術の活用、戦略
③事業所の給食運営部門、または給食会社の組織、業務内容、従事者の役割、コミュニケーションの取り方

④適時・適温配膳を実施するための施設・設備、機器・備品の活用方法と作業の標準化
⑤多様なメニュー、高度なサービスに対応するための給食の運営システム
⑥食中毒、異物混入などを防止するための衛生管理、衛生教育の方法
⑦アンケート調査、残菜調査・残食調査などによるマーケティングの基礎、栄養・食事管理、品質管理の評価
⑧給食利用者への健康管理、栄養情報の提供、栄養教育の方法
⑨調理師、調理員との交流などによる事業所給食の現状と課題についての学習

**2**「給食の運営」として実習する場合の主な内容（＊印は「給食経営管理論」と同じ実習内容）
①事業所の概要、特性、給食の目的・目標
②献立作成、栄養価計算、原価管理、食材の発注、納品・検収・保管、下処理・調理、盛りつけ・配膳、提供サービスに至る一連の実務（全般または一部）
③大量調理の特性をふまえた調理工程管理、品質管理における工夫や技術
④適時・適温配膳のための作業工程管理、施設・設備、機器・備品などの活用方法
⑤食中毒、異物混入などを防止するための衛生管理、衛生教育の方法＊
⑥調理師、調理員との交流などによる事業所給食の現状と課題についての学習＊
⑦喫食者アンケート調査の方法、各種フェアやイベントなどの取り入れ方

## 2 ── 事業所での実習日程例

　表2-28は、事業所で「給食経営管理論」「給食の運営」を1週間で行う場合の実習日程の例です。各事業所の施設・設備や従業員数など経営資源の違いによって実習内容は異なります。

表2-28　事業所で行われる実習日程（例）

| 日程 | 実習内容 ||
|---|---|---|
| | 午前 | 午後 |
| 1日目 | ・管理者、関係者へのあいさつ<br>・衛生教育（細菌検査の確認、個人衛生のチェック、手洗い基準の指導）<br>・調理機器の取扱いの説明 | ・講話：給食管理<br>・実習中の課題についての説明<br>　課題例①昼食のみの1回食の献立を作成する（食事バランスガイドの活用を含む）。<br>　　　　②班ごとで生活習慣病予防に関するポスターを画用紙1枚で作成する。<br>　　　　③1週間の実習で体験したことについてレポートを作成する。 |
| 2日目 | ・朝礼参加（連絡、指示）<br>・厨房業務（検収、調理、盛りつけ、配膳、片づけなど） | ・衛生教育（衛生ビデオ上映または衛生基準の教育） |
| 3日目 | ・朝礼参加（連絡、指示）<br>・厨房業務（検収、調理、盛りつけ、配膳、片づけなど） | ・講話：栄養管理、献立作成 |
| 4日目 | ・朝礼参加（連絡、指示）<br>・厨房業務（検収、調理、盛りつけ、配膳、片づけなど） | ・講話：事務管理、施設・設備管理 |
| 5日目 | ・朝礼参加（連絡、指示）<br>・厨房業務（検収、調理、盛りつけ、配膳、片づけなど） | ・実習中の課題の提出、評価<br>・反省会 |

注）カウンターでの接客業務の実習は、行わない。

## 2　事業所給食の特徴

### 1 ── 事業所給食の目的

　事業所給食は、弁当事業、寮、寄宿舎、各種学校（中・高・専門学校・短大・大学）の学食及び刑事施設（刑務所、拘置所）、自衛隊（陸・海・空）などの幅広い食事です。福利厚生の一環として行われており、喫食者の健康の保持・増進と生産性の向上を図るために行われています。

### 2 ── 運営形態

　事業所給食の経営形態には、直営方式、委託方式、準委託方式、給食センター（弁当給食）方式などがあります。委託化が進んでおり、委託契約の方式（食単価契約、管理費契約）によって、利用者の負担額（給食費）に差が出ます。

### 3 ── 給食費と精算方式

　食事の福利厚生は、事業主の任意ではありますが、福利厚生の一環として行われている場合には、昼食費の一部を企業が負担しています。給食費の精算方式には、カード、食券、給与控除などがあります。

### 4 ── 経営管理

　企業の福利厚生費は削減され、委託契約で管理費契約であっても給食受託会社に支払われる管理費も減少しています。また、一般の飲食店と競合していることから、食事の質、量、価格に対する利用者の評価も厳しくなります。満足度調査によって利用者のニーズを把握して新メニューを開発するなど食堂利用率を高めて売上を上げる工夫と、経費をコントロールする努力が一層求められています。
- ヘルシーメニュー、季節限定メニュー、日本全国の風土料理や世界の料理などを取り入れたイベントメニュー、フェアの企画など利用者の満足度を高めるためのメニューの開発
- 労務費や食材料費の軽減、適正在庫の把握とロスの対策

### 5 ── 栄養管理

#### ❶給与栄養目標量の設定

　事業所給食の給与栄養目標量は、事業所ごとの従業員の人員構成（性別、年齢別、業務内容別、勤務時間帯別など）から、「日本人の食事摂取基準」に基づいて設定します。

#### ❷栄養教育

　事業所給食の利用者は年齢幅が広い男女を対象としているので、平均的な給与栄養目標量では必要量との差が生じやすいことから、メニューの選択肢を増やして、利用者に自己選択してもらいます。個人に応じた栄養管理につなげるためには、栄養情報の提供と栄養教育が

非常に重要です。

また、40～74歳の医療保険加入者に特定健診・特定保健指導が義務づけられていることから、従業員の健康に配慮した献立の充実、栄養成分の表示、個人の健康に配慮した食事の組み合わせの表示など様々な取り組みが行われています。

- 卓上メモ（栄養一口メモ）や掲示板を活用した栄養情報の提供
- プライスカードの工夫（価格だけではなく、エネルギー、たんぱく質、塩分などの栄養価も表示）
- パネル、ポスター、リーフレットなどによる栄養教育
- 個人または集団を対象とした生活習慣病予防の栄養教育（保健師と組んで「生活習慣病予防セミナー」を実施するなど）
- 生活習慣病予防のためのイベント食の実施（毎月イベント週間を設けて1週間を通してテーマを決めて行う）
- ヘルシーメニューの提示（その日の料理のヘルシーな組み合わせ方の提案）
- 減塩醤油やノンオイルドレッシングなどのヘルシー調味料コーナーの常設など

### 6 ── 食事管理

- 食事の回数は、企業によって様々です。オフィスや工場などでは、主に昼食のみの1回食ですが、工場などで勤務体制に対応して夜勤食まで含めて4回提供する場合もあります。
- 食事形態は、定食方式（単一献立、複数献立）、選択方式（カフェテリア方式）、弁当方式などの方式があります。
- サービス方法（配膳方法）は、食堂配膳でセルフサービス形式が主流です。

## 3　事業所給食の対象者を理解するための留意点

オフィスや工場などの従業員は、20歳前後から60歳くらいの男女で幅広い年齢層を対象としていますが、すべての従業員が給食を利用するとは限りません。人員構成は事業所によって様々で、幅広い対応が求められます。満足度調査などによって喫食者のニーズを把握するようにします。

主に健康な人を対象とした食事が基本ですが、生活習慣病の予防や改善を考慮した栄養・食事管理を行い、健康づくりを支援することが大切です。

## 4　事業所の管理栄養士・栄養士の主な業務と役割

労働安全衛生規則第632条によれば、「事業者は、栄養士が、食品材料の調査又は選択、献立の作成、栄養価の算定、廃棄量の調査、労働者のし好調査、栄養指導等を衛生管理者及び給食関係者と協力して行なうようにさせなければならない」とされています。

表2-29は、事業所の管理栄養士・栄養士の1日の主な業務の例、表2-30は、期間別にみた業務の例です。顧客のニーズを把握して満足度の高い給食の経営（運営）を着実に、円滑に行うために、業務を日常業務、週間業務、月間業務、年間業務に分けて綿密に計画し、実施、点検を行います。

また、事業者は、従業員の健康の保持・増進の方策を構築することが労働安全衛生法で定

められ、「心とからだの健康づくり運動」(THP：total health promotion plan) の推進を図っています。産業医を中心として各部署の代表者、総務、心理相談員、保健師、管理栄養士・栄養士などからなる安全衛生委員会を設置して、健康診断結果から従業員の健康課題などを共有し、その結果をふまえて給食のメニューに反映させるなどの取り組みが行われます。

表2-29 事業所の管理栄養士・栄養士のある1日の主な業務（例）

| | |
|---|---|
| 午前 | ・事務所の清掃<br>・食材納品書の確認<br>・事務処理<br>・サンプル料理の作成 |
| 午後 | ・カウンター及び接客作業<br>・追加食の指示<br>・ホール、カウンターなどの片づけ、洗浄<br>・献立の確認、追加食の食材の発注<br>・売上日報の作成、伝票整理<br>・翌週の献立作成、食材の発注書の作成 |

表2-30 期間別にみた事業所の管理栄養士・栄養士業務（例）

| | |
|---|---|
| 日常業務の例 | ・昼食の盛りつけ、検食<br>・ホール係り（食事の補充、案内、売切れ表示）<br>・食材の検収、保管・在庫管理<br>・仕入先管理<br>・売上日報管理 |
| 週間業務の例 | ・食材の発注<br>・ウィークリーメニューの企画立案<br>・ウィークリーレポートの作成<br>・清掃の週末点検、実施 |
| 月間業務の例 | ・売上・仕入・経費などの集計、予算実績管理<br>・出勤管理、超勤管理<br>・マンスリーメニューの企画立案 |
| 年間業務の例 | ・事業計画の立案<br>・各種強化月間の設定<br>・販売促進の企画立案<br>・各種調査票の作成 |
| 随時業務の例 | ・緊急の出来事への対応<br>・各種契約書、許可書の更新手続き |

# 第5節　保健所・保健センターでの実習

　公衆栄養学は、人間集団を対象に、健康の保持・増進と疾病の一次予防を目的とした学問であり、科学であると同時に実践活動を伴い、行動科学や食環境などの学際的接近が求められます。また、地域や職域などの健康・栄養問題とそれを取り巻く自然、社会、経済、文化的要因に関する情報を収集・分析し、それらを総合的に評価・判定する能力を養うことが望まれています。

　公衆栄養学の臨地実習は、広域的、専門的・技術的拠点である「保健所」または一般的な栄養指導・保健指導業務を行っている「保健センター」などにおいて行われます。臨地実習では、地域住民に提供する健康づくりなど各分野の保健サービスを通じて公衆衛生活動の実践を体験するとともに、地域住民への予防的アプローチや関係機関などとの連携・協働を通して、保健と医療、福祉・介護との連携の重要性を理解することにあります。さらに地域における公衆栄養活動や栄養改善事業を体験することで、公衆栄養行政の仕組みや行政栄養士の役割を理解します。また、地域の栄養・食生活情報を収集・分析し、総合的な評価・判定に基づく適切なマネジメントを行うために、管理栄養士として具備すべき知識及び技能について学びます。

## 1　保健所・保健センターでの実習内容と日程

### 1 ── 保健所・保健センターでの主な実習内容

公衆栄養学の臨地実習の主な内容は、表2−31のとおりです。短期間の配属実習のため、適宜取捨選択して実習計画を立案します。近年は、政策立案能力や他職種との調整能力などのマネジメント能力が要求されています。特に2024（令和6）年4月から開始した「二十一世紀における第三次国民健康づくり運動」（「健康日本21（第三次）」）の推進に向け、栄養・食生活改善が、生活習慣病の発症予防と重症化予防の徹底、子どもや高齢者の健康、社会環境の整備の促進に関わることから、健康づくりや栄養・食生活の改善の重要な担い手である行政栄養士の業務について実践体験することが求められています。

### 2 ── 保健所・保健センターでの実習日程例

表2−32、2−33は、保健所及び保健センターで公衆栄養学の臨地実習を1週間で行う場合の実習日程の例です。

## 2　保健所・保健センターの業務の理解

保健所及び保健センターは、1994（平成6）年の保健所法の改正・改題により成立した地域保健法に基づいて設置されています。保健所は、対人保健サービスのうち、広域的に行うべきサービス、専門的技術を要するサービス及び多種の保健医療職種によるチームワークを要するサービス並びに対物保健などを実施する第一線の総合的な保健衛生行政機関です。また、市町村が行う保健サービスに対し、必要な技術的援助を行います。市町村は、母子保健事業、健康増進事業、予防接種などの地域住民に密着した総合的な対人保健サービスを実施することとされています。また、身近で利用頻度の高い保健サービスが一元的に提供されることをふまえ、保健活動の拠点として市町村保健センターが整備されています（表2−34）。

## 3　行政栄養士の主な業務と役割

### 1 ── 行政栄養士とは

公衆栄養活動を推進する機関は、都道府県、保健所設置市及び特別区、市町村であり、中心となって活動しているのは、これらの機関に所属する行政栄養士（地方公共団体において地域住民に対する栄養指導などに従事する管理栄養士などを言う）です。都道府県及び市町村などは、行政栄養士の職務の重要性にかんがみ、健康づくり、母子保健、介護予防及び介護保険、国民健康保険などの地域保健対策の推進のための業務を担当する各部門に、地域の実情に応じ、行政栄養士を配置するよう努めることとされています。

行政栄養士による健康づくり及び栄養・食生活の改善に関する施策については、地域保健法及び健康増進法に基づいて実施され、食育基本法や、高齢者の医療の確保に関する法律に基づく特定健康診査及び特定保健指導などにより、保健対策において健康づくり及び栄養・食生活改善を推進することが一層重要となってきています。

表2-31　保健所・市町村保健センターでの主な実習内容

| 保健所 | 市町村保健センター等 |
|---|---|
| ①組織体制・管内の現状<br>②公衆衛生行政の概要（保健所の役割）<br>③管理栄養士の業務の概要、関連法規（法的根拠）<br>④健康・栄養課題の明確化とPDCAサイクル<br>　• 地域における実態把握、分析、課題の明確化<br>　• 課題の解決に向け計画の立案・施策化<br>　• 施策を評価するための目標設定・評価の実施<br>⑤生活習慣病の発症予防と重症化予防、社会生活を営むために必要な機能の維持・向上<br>　• 専門的な栄養指導、食生活支援<br>　• 食生活改善推進員等に係るボランティア組織の育成や活動の支援<br>　• 関係機関及び団体（患者会等）との連携<br>⑥食を通じた社会環境の整備<br>　• 特定給食施設における栄養管理状況の把握及び評価に基づく指導・支援<br>　• 飲食店によるヘルシーメニューの提供等の促進（食環境の整備）<br>　• 地域の栄養ケア等の拠点の整備<br>　• 保健、医療、福祉及び介護領域における管理栄養士・栄養士の育成<br>　• 健康危機管理体制の整備（市町村や関係機関等との調整・支援体制）<br>　• 健康増進に資する食に関する多領域の施策との連携<br>⑦市町村との連絡調整及び栄養・食生活の改善のための技術的な支援 | ①組織体制・管内の現状<br>②公衆衛生行政の概要（市町村保健センターの役割）<br>③管理栄養士の業務の概要、関連法規（法的根拠）<br>④健康・栄養課題の明確化とPDCAサイクル<br>　• 地域における実態把握、分析、課題の明確化<br>　• 課題の解決に向けた計画の立案・施策化<br>　• 施策を評価するための目標設定・評価の実施<br>⑤生活習慣病の発症予防と重症化予防や社会生活を営むために必要な機能の維持・向上<br>　• 特定健診・特定保健指導、健康教室<br>　• 次世代の健康（乳幼児健診、母子・学童・思春期への栄養教育・栄養指導）<br>　• 高齢者の健康（健康増進、介護予防、訪問栄養指導・食生活支援）<br>　• 食生活改善推進員等に係るボランティア組織の育成や活動の支援<br>　• 関係機関及び団体（患者会等）との連携<br>⑥食を通じた社会環境の整備<br>　• 保健、医療、福祉及び介護領域における管理栄養士・栄養士の育成<br>　• 食育推進のネットワークの構築（関係部局との調整、連携）<br>　• 健康危機管理体制の整備（都道府県や関係機関等との調整・支援体制）<br>⑦保健所（都道府県）との連絡調整及び栄養・食生活の改善のための協働<br>⑧人材の育成と活用（地域活動栄養士の育成と活用） |

出所）日本栄養士会・全国栄養士養成施設協会編『臨地実習及び校外実習の実際（2014年版）』pp.56-57

表2-32　都道府県保健所を主体とした実習日程（例）

| 日程 | 実習内容 | |
|---|---|---|
| | 午前 | 午後 |
| 1日目 | ●オリエンテーション<br>●講義：保健所の概要<br>　• 管内の現況<br>　• 保健所の組織及び機構<br>●講義：衛生行政の概要<br>　• 地域保健に関する統計調査<br>　• 健康増進計画及び食育推進計画等の実施・評価など | ●講義：保健所の栄養・食生活の改善業務<br>　• 総合的な企画・調整、情報収集・提供<br>　• 国民健康・栄養調査など調査・研究<br>　• 食環境整備の推進<br>　• 専門的な栄養指導・食生活支援<br>　• 市町村に対する技術的支援<br>　• 人材育成・支援<br>　• 健康危機管理体制の整備　など |
| 2日目 | ●講義：食品衛生に関する業務<br>●講義：環境衛生に関する業務<br>●講義：保健師の業務 | ●講義：特定給食施設の指導・支援、特定給食研究会の支援<br>●見学：特定給食施設の巡回指導 |
| 3日目 | ●見学：専門的栄養指導<br>　例）特定疾患の患者・家族などへの食支援 | ●見学：飲食店におけるヘルシーメニューの提供、栄養成分表示の指導 |
| 4日目 | ●管内市町村保健センターの見学及び講義<br>　• 市町村（保健センター）の施設及び業務の概要<br>　• 市町村における栄養・食生活の改善業務 | |
| 5日目 | ●研究課題の発表準備<br>　例）食環境整備プログラム<br>　　健康危機管理対応プログラム | ●研究課題の発表<br>●実習のまとめと反省 |

出所）表2-31に同じ　p.59をもとに作成

表2-33 市町村保健センターを主体とした実習日程（例）

| 日程 | 実習内容 | |
|---|---|---|
| | 午前 | 午後 |
| 1日目 | ●オリエンテーション<br>●講義：市町村（保健センター）の組織及び業務の概要<br>●講義：市町村の保健活動<br>●講義：保健師の業務 | ●講義：市町村の栄養・食生活改善業務<br>・総合的な企画・調整、情報収集・提供<br>・次世代の健康施策<br>・高齢者の健康施策<br>・ライフステージ別生活習慣の改善<br>・人材及び組織の育成・支援<br>・健康危機管理への対応　など |
| 2日目 | ●講義：母子保健事業の概要<br>●実習準備：離乳食講習会 | ●見学：離乳食講習会 |
| 3日目 | ●見学、集団指導の実施：母子保健事業の個別指導、集団指導<br>（3か月・1歳6か月・3歳児健診、妊婦教室など） | |
| 4日目 | ●見学：食生活改善ボランティアの育成・支援<br>（食生活改善推進員研修会） | ●講義：健康増進事業の概要<br>●見学：高血圧予防教室、糖尿病予防教室など |
| 5日目 | ●研究課題の発表準備<br>例）母子保健プログラム、健康増進プログラムなど | ●研究課題の発表<br>●実習のまとめと反省 |

出所）表2-31に同じ　p.60をもとに作成

表2-34 保健所・保健センターの業務比較表

| 区分 | 保健所 | 保健センター |
|---|---|---|
| 設置主体 | 都道府県、保健所設置市、特別区 | 市町村 |
| 主な事業 | （地域保健法第6条）<br>次に掲げる事項につき、企画、調整、指導及びこれらに必要な事業を行う。<br>1. 地域保健に関する思想の普及及び向上に関する事項<br>2. 人口動態統計その他地域保健に係る統計に関する事項<br>3. 栄養の改善及び食品衛生に関する事項<br>4. 住宅、水道、下水道、廃棄物の処理、清掃その他の環境の衛生に関する事項<br>5. 医事及び薬事に関する事項<br>6. 保健師に関する事項<br>7. 公共医療事業の向上及び増進に関する事項<br>8. 母性及び乳幼児並びに老人の保健に関する事項<br>9. 歯科保健に関する事項<br>10. 精神保健に関する事項<br>11. 治療方法が確立していない疾病その他の特殊の疾病により長期に療養を必要とする者の保健に関する事項<br>12. エイズ、結核、性病、伝染病その他の疾病の予防に関する事項<br>13. 衛生上の試験及び検査に関する事項<br>14. その他地域住民の健康の保持及び増進に関する事項<br><br>（地域保健法第7条）<br>1. 地域保健に関する情報の収集、整理、活用<br>2. 地域に関する調査、研究　など<br><br>（地域保健法第8条）<br>市町村の地域保健対策の実施に関し、市町村相互間の連絡調整を行い、及び市町村の求めに応じ、技術的助言、市町村職員の研修その他必要な援助を行う。 | 市町村保健センターは、住民に対し、健康相談、保健指導及び健康診査その他地域保健に関し必要な事業を行うことを目的とする施設とする（地域保健法第18条）。<br><br>1. 母子保健事業<br>・母子健康手帳の交付<br>・健康教育<br>・健康相談<br>・健康診査<br>・訪問指導　など<br>2. 健康増進事業<br>・保健計画の策定<br>・健康手帳の交付<br>・健康教育<br>・健康相談<br>・機能訓練<br>・地区組織の育成支援　など<br>3. 精神保健福祉事業<br>・個別相談<br>・訪問指導<br>・デイケア　など<br>4. 災害有事<br>・災害有事への対応<br>・情報提供　など<br>5. その他<br>・予防接種<br>・歯科保健　など |

## 2 ── 地域における行政栄養士による健康づくり及び栄養・食生活の改善について

　2013（平成25）年度から開始した健康日本21（第二次）の推進にあたり、行政栄養士による健康づくり及び栄養・食生活の改善の一層の推進が図られるように「地域における行政栄養士による健康づくり及び栄養・食生活の改善について」（平成25年3月29日厚生労働省通知）が示され、さらに基本指針を定めました（表2-35）。この指針は、行政栄養士が、都道府県、保健所設置市及び特別区、市町村において、健康日本21（第二次）の推進をふまえ、健康づくりや栄養・食生活の改善に取り組むための基本的な考え方とその具体的な内容を示したものです。

## 4　対象となる地域及び地域住民の特性の理解

　公衆栄養活動を進めるためには、第一段階として、適切な公衆栄養アセスメントを行うことが必要です。臨地実習では、実習先となる保健所または保健センターの対象地域や社会的集団の健康・栄養上の問題点を整理し抽出していくことになります。そのため、地域や社会的集団の栄養・食生活、生活習慣など健康に関わる情報を収集・分析し、対象となる集団のニーズを含めた特徴と実態を把握することが必要です。地域の問題点などの抽出・情報収集については、実習先の自治体などで実施された調査データや信頼性の高い情報である国や都道府県、関連する学会が実施している統計資料を、白書、報告書、専門誌の論文、各自治体のホームページなどから収集することが必要です。

表2-35 地域における行政栄養士による健康づくり及び栄養・食生活の改善の基本指針（抜粋）

| | 都道府県 | 保健所設置市及び特別区 | 市町村 |
|---|---|---|---|
| 1．組織体制の整備 | | | |
| 2．健康・栄養課題の明確化とPDCAサイクルに基づく施策の推進 | | | |
| 3．生活習慣病の発症予防と重症化予防の徹底のための施策の推進 | | | |
| | 適切な栄養・食生活を実践することで予防可能な疾患について予防の徹底を図る。 | | |
| 4．社会生活を自立的に営むために必要な機能の維持及び向上のための施策の推進 | | | |
| | ・市町村の状況の差に関する情報について還元する仕組みづくりを進める。<br>・児童・生徒における健康・栄養状態の課題解決に向けた対応方針及び方策について、教育委員会と調整を行う。<br>・子どもの健やかな発育・発達、高齢者の身体及び生活機能の維持・低下の防止に資する効果的な栄養・食生活支援の取組事例の収集・整理を行い、市町村の取組に役立つ情報について還元する仕組みづくりを進める。 | ●次世代の健康<br>・「健やか親子21」の取組と連動した目標設定を行い、効果的な取組を進める。<br>・乳幼児健診データの集計・解析を行い、肥満や栄養不良など優先される課題を選定するとともに、栄養・食生活の個別支援が必要とされる子どもの特定を図る。<br>・低出生体重児の減少に向けては、妊娠前の母親のやせや低栄養など予防可能な要因について、他職種と連携し、その改善に向けた取組を行う。<br>・児童・生徒について、肥満ややせなどの課題がみられた場合は、教育委員会と情報を共有した上で、家庭、学校及び関係機関と連携した取組を行う。<br><br>●高齢者の健康<br>・健康増進、介護予防及び介護保険等での栄養・食生活支援を効果的に行う体制を確保する。<br>・低栄養傾向や低栄養の高齢者の実態把握及びその背景の分析等を進め、改善に向けた効果的な計画の立案、取組を行う、など。 | |
| 5．食を通じた社会環境の整備の促進 | | | |
| | ●特定給食施設における栄養管理状況の把握及び評価に基づく指導・支援<br>・特定給食施設の指導・支援に当たっては、効率的かつ効果的な指導及び支援を行う。<br>・健康増進に資する栄養管理の質の向上を図る観点から、管理栄養士・栄養士の配置促進に関する取組を推進する。<br>●飲食店によるヘルシーメニューの提供等の促進<br>食塩や脂肪の低減などヘルシーメニューの提供に取り組む飲食店の数を増大させていく取組を推進するとともに、効果を検証し、より効果の期待できる店舗での実践を促す。 | | |
| | ●地域の栄養ケア等の拠点の整備<br>在宅の栄養・食生活の支援を担う管理栄養士の育成や確保を行うため、地域のニーズに応じた栄養ケアの拠点の整備に努める。 | | |
| | ●保健、医療、福祉及び介護領域における管理栄養士・栄養士の育成<br>地域の医療や福祉、介護の質の向上を図る観点から、管内の医療機関や子ども又は高齢者が入所・利用する施設等の管理栄養士・栄養士の資質の向上を図る。 | | |
| | ●健康増進に資する食に関する多領域の施策の推進<br>健康増進が多領域の施策と有機的かつ効果的に推進されるよう、関係部局と調整を図る。 | ●食育推進ネットワークの構築<br>・健康増進が多領域の施策と有機的かつ効果的に推進されるよう、関係部局と調整を図る。<br>・住民主体の活動やソーシャルキャピタルを活用した健康づくり活動を推進するため、関係機関等との幅広いネットワークの構築を図る。 | |
| | ●健康危機管理への対応<br>災害、食中毒、感染症、飲料水汚染等の飲食に関する健康危機に対して、市町村や関係機関等と調整を行い、必要なネットワークの整備を図る。 | 災害、食中毒、感染症、飲料水汚染等の飲食に関する健康危機に対して、住民に対して適切な情報の周知を図るとともに、的確な対応に必要なネットワークの構築や支援体制の整備を図る。 | |

第1章
配属実習が始まる前に

第2章
主な施設・機関の実習内容

第3章
配属実習を終えてから

# 第1節 事後学習の目的——実習体験の振り返り、意味づけ

　実習生の中には、配属先の実習が終了したら、それで実習は終了したように感じる人もいるかもしれません。しかし、配属先での実習中は、日々リアルタイムに起こる様々な出来事を初めて体験し、その意味を考え、自分がいまどのように行動すべきかを見極めて実践することに精一杯でしょう。養成施設で学んだ理論が実践現場でどのように活用されているのかを考えている余裕がなかったり、わかったつもりでいても、配属実習中にできなかった、難しかった体験を「振り返る」こと、つまり「事後学習」に取り組むことが大切です。

　図3-1は、配属実習を終えてからの流れの一例です。これは、ただ単に実習報告書を書き上げ、実習報告会を無事に終えることが事後学習のゴールであるという意味ではありません。その過程で行う作業として、実習日誌などの記録や実習体験をふまえて課題を整理し、そのうえで実習体験と養成施設で学んできた知識・技術とを統合することが大切です。

　事後学習の目的は、自分の実習体験がどのような意味をもつのかを明らかにし、将来、管理栄養士・栄養士をめざす者として次に学ぶべき課題に気づくことです。講義や演習など教室内で学んだことと関連づけながら、実践現場での自分の体験がどのような学習的意味合いを含んでいるのかを理解し、今後の学習課題を明らかにしましょう。体験の振り返りから学習的な意味づけまでを行うことで、初めて実習の効果が生まれます。

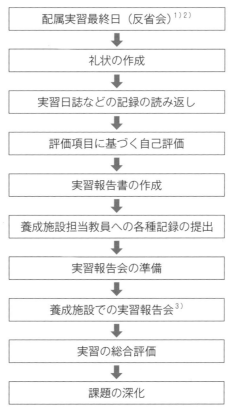

図3-1　配属実習を終えてからの基本的な流れ

注1) 最終的に担当教員に提出する各種記録は、全日程終了後、実習生に返却されるが、実習施設によっては、実習指導者が評価する「評価票」（別冊実習ノート参照）とあわせて、実習指導者から担当教員に直接郵送していただける場合がある。実習指導者の指示にしたがうこと。
　2) 全日程終了後に臨地実習・校外実習の「履修証明書」を実習指導者に提出し、必要事項の記入と実習証明印の捺印をしていただいて、担当教員に提出する。
　3) 実習報告会は、配属実習最終日（あるいはその近くの日）に実習施設で行われる場合と、配属実習終了後に養成施設で行われる場合、あるいはその両方で行われる場合がある。

## 第2節 実習施設への礼状

　配属実習終了後には、担当教員による指導のもと、1週間以内を目安に実習指導責任者及び施設長宛で礼状を出します。白色無地の封書と縦書きの便箋にボールペンや万年筆を使って、手書きで感謝を込めて書きましょう。誤字・脱字がないように注意し、間違えた場合は書き直します。文章構成の例を図3－2に、また、宛名と差出人の書き方の例を図3－3に示します。

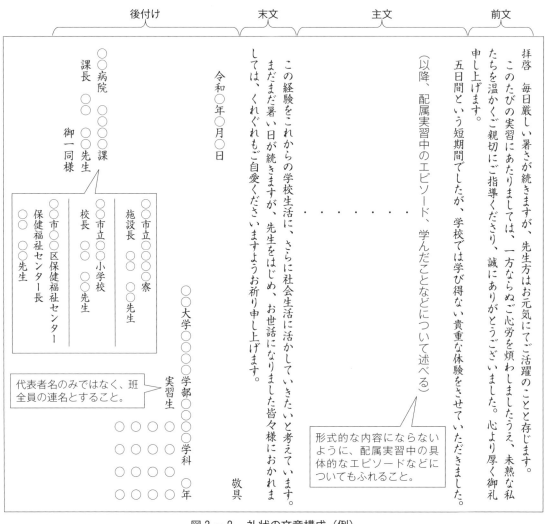

図3－2　礼状の文章構成（例）

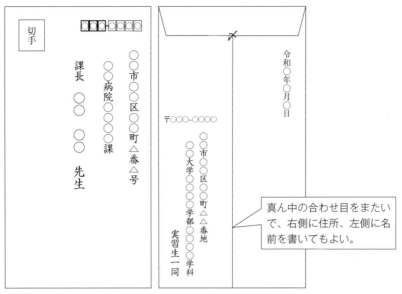

図3-3 宛名と差出人の書き方（例）

## 第3節 具体的達成課題の自己評価

### 1 自己評価の留意点

　配属実習終了後には、何ができて何ができなかったかを明らかにするために「自己評価」を行います。自己評価では、配属実習前に設定した実習テーマ・具体的達成課題に取り組んだ結果、何ができたのか、何ができなかったのか、学習の成果は何かを中心にまとめます。

　配属実習前に掲げたテーマや課題を改めて見返し、どれだけ達成できたのか、それを通して何を学んだのかなど、理由も含めてできるだけ具体的に振り返ります。テーマや課題を変更したり、未達成であった場合には、その原因を振り返る必要があります。うまくできなかったことについては、失敗したという思いを引きずるのではなく、そこから何を学び、どのように次に活かすのかを考えましょう。つまり、テーマや課題に照らし合わせた振り返りは、達成できたかどうかということだけが問題ではなく、そのテーマと課題に向かって、どのように計画して実践したのか、その一連のプロセスについて振り返ることが大切です。

　また、その課題に取り組んでいる際には、様々な気づきや解決行動があったはずですので、それらについてもあわせてまとめることが望まれます。たとえば、「NST活動の活性化により、管理栄養士の臨床活動が活発になるものと想定していたが、電子カルテの導入により、患者情報が迅速かつ正確に得られるようになることで、管理栄養士が病床に近づけたことを知った」などの気づきです。

　さらに、自己評価を行う際には「他者評価」を組み合わせて行うことで、振り返りの効果を高めることができます。たとえば、「実習指導者にできたと言われたこと」「実習指導者にできないと言われたこと」「自分ができたと思うこと」「自分ができなかったと思うこと」の４つの観点から評価します。そこから浮かび上がった自分の課題について考察します。さらに、管理栄養士・栄養士として業務を全うするためには自分はどのようにすべきか、これからの課題についても考察しましょう。

## 2 自己評価の方法 ➡ 📖 別冊実習ノート参照

**❶実習日誌、記録物、メモ帳などを読み返す**

　実習体験を振り返り、意味づけることは、実は、実習中にその日の取り組みや体験を実習日誌にまとめる時点で行っています。しかし、実習を終えて少し時間がたった後に、もう一度、実習日誌やメモ帳などすべての記録を一気に、そして丹念に読み返すことで、様々な視点から多面的に振り返ることができます。時間を置くことで、配属実習期間中にはよく理解できなかったことが理解できるようになったり、新たな気づきや発見につながります。また、実習日誌を書いた当時の自分についても振り返ることができ、自分の成長を実感することもあるでしょう。

**❷評価票を用いて自己評価を行う**

　自己評価は、評価項目に対して、できたかできなかったかを実習生自身が評価することです。別冊実習ノートの「自己評価票」を用いて自己評価を行ってみましょう。大切なことは、確認をする過程において、自分の実習体験を思い出し、できたと評価したことについては、その根拠を体験の中に探ってみること、また、できなかったと評価したことについては、具体的に何がどのようにできなかったのか、どうすればよかったのかなどを振り返り、次への課題を見出す材料とすることです。つまり、自己評価は、評価項目を糸口として、実習体験を具体的に振り返り、体験の中に実習成果と今後の課題を見出す取り組みです。

**❸他者評価を通して自己評価を行う**

　実習指導者は、評価票を用いて実習生一人一人の取り組みを評価します（別冊実習ノート参照）。実習生もこの評価票を活用しましょう。実習指導者による評価は、実習生個々の目標の達成度を数値で測ることはできませんが、専門職としてキャリアを積んだ立場から実習生が「できた」「できなかった」を評価します。実習指導者の評価と実習生の評価に違いがみられた場合には、その差はどこから生じているのかを考えることが大切です。これによって、また別の角度から自分の実習体験を振り返ることができます。

# 第4節 実習報告書の作成

## 1 実習報告書とは

　事後学習の取り組みをふまえて、実習全体を総括するために「実習報告書」を作成します。実習報告書を作成するということは、次の点で大きな意味をもっています。

①実習生が得た学習成果や課題を担当教員、実習指導者に説明し、今後の実習教育に活かしていくため。

②実習生が現時点での「実習体験の意味づけ」を文章化し、これから先も振り返ることができるようにするため。

## 2 実習報告書にまとめる内容 ➡ 📖 別冊実習ノート参照

　実習報告書の様式は、形式化されている場合や自由に記述する場合など様々ですが、基本的には、実習計画書で設定した実習テーマ・具体的達成課題が、どのような方法で取り組まれ、どの程度達成されたのか、学んだ事柄は何かをまとめます。学びのもととなったエピソードについても記述しましょう。

　また、当初の実習テーマ・具体的達成課題に直結しないところでの気づきや学びについても、特に自分が印象に残っている体験が自分に与えた影響について記述します。もし、実習の取り組み方について戸惑いや試行錯誤の体験があれば、そのことについても記述しておくとよいでしょう。最後に、管理栄養士・栄養士という専門職をめざして今後取り組んでいきたい課題を挙げて締めくくります。

## 3 実習報告書を書く際の留意点

　実習報告書は、主に実習指導者と担当教員に提出しますが、実習施設の関係者や養成施設内の学生など多くの人が読み手になります。第1章第7節で述べた「実習日誌を書く際の留意点」(p.36) と同様に、誰が読んでもわかる文章にすること、そして、利用者との具体的な関わりなどを記述する場合には、利用者が個人として特定されないように配慮する必要があります。

　実習報告書は、実習全体を総括するということで学んだ事柄そのものだけを記述しがちですが、それだけではどのような過程を経てその学びに至ったのかがわかりません。学びに至った過程を含めて記述しましょう。

# 第5節 実習報告会

　実習報告会は、実習生が「事前学習―配属実習―事後学習」を経て到達した内容を持ち寄り、口頭で報告し合うものです。実習報告会の参加者は、実習生や担当教員だけではなく、実習指導者や関係者を招いたり、次年度以降に実習を行う学生も参加する場合があります。

　実習報告会の最大の目的は、実習生同士が実習体験や学習成果を報告し合い、他の実習生から学ぶことで、実習体験の意味づけをさらに深化させることです。自分が実習で体験できることはあくまで管理栄養士・栄養士の専門的知識・技術の一部で特定の経験です。他の実習生の実習体験を共有し、自分の学びを広げて普遍的な知識・技術に広げて理解しましょう。

　実習報告会は、図3－1で述べたとおり、配属実習最終日あるいはそれに近い日に実習施設で行われる場合と、配属実習終了後に養成施設で行われる場合、またはその両方で行われる場合があります。

## 1 実習施設での報告会

　配属実習前に実習指導者から課題が与えられていることが多いですが、実習施設で報告会が行われる場合には、それについて配属実習前あるいは配属実習期間中に調査した内容の報告や、作成した指導媒体の発表、担当した症例の報告を行います。発表方法は、プレゼンテー

ションソフトを用いて口頭で行う方法が一般的ですが、実習施設によってはポスターを作成して示説発表する方法やレポートのみ提出する方法もあります。

このように実習施設の最終日に報告会が行われる場合、最終日の前日までには、実習内容について整理しておく必要があります。その際、個別に課題が与えられる場合とグループ全体に課題が与えられる場合があります。グループの場合は、発表の前にグループワークを行い、メンバー全員が同じ問題意識をもてるように十分な話し合いを行っておく必要があります。

一般的な報告内容は、それぞれが気づいたこと、感じたこと、問題点、解決方法の提案、あるべき将来の姿などです。課題によっては、自分ができた内容とできなかった内容なども含めます。最後に、実習指導者をはじめ、お世話になった方々への謝辞を忘れないようにしましょう。

報告した後は、実習指導者や職員、担当教員などから講評を受けます。

## 2 養成施設での報告会

養成施設では、配属実習を終えた後、クラス単位あるいは学年全体で報告会を行います。養成施設での報告会は、実習施設ごとに、あるいはグループごとに分かれて実習成果をお互いに報告し合い、他の実習施設で行われた実習の内容から学ぶことを目的として行われます。また、翌年に臨地実習・校外実習を行う後輩の学生たちも報告会に参加させ、実習生の経験を後輩に学ばせる目的もあります。

養成施設での報告会の方法は、グループ単位でプレゼンテーションソフトを用いて口頭で行うのが一般的です。報告会までにグループごとで発表する内容について打ち合わせを行い、資料を作成し、進行方法と役割分担を決めて十分に発表の練習をしておきましょう。内容は、実習施設の特徴、事前に設定した具体的達成課題とその取り組み状況、課題を研究していくうえで気づいた点と、そのことについて感じた点や学んだ点、反省すべき点などをまとめます（表3－1）。他の実習施設と内容が重なることもありますので、できるだけ特徴的な内容を盛り込むようにしましょう。後輩が報告会に参加している場合には、これから実習を行う学生へのアドバイスなども含めます。最後に、実習指導者をはじめ、お世話になった方々への謝辞を述べます。

報告した後は、担当教員や実習生とディスカッションを行い、考察を深めます。

表3－1　報告内容の一般的な構成（例）

| | |
|---|---|
| 1．施設の概要（場所、食数、施設の特徴、組織図、人員配置など） | 5．実習日程 |
| | 6．実習内容 |
| 2．業務の概要（施設で行っている事業の紹介、委員会など） | 7．具体的達成課題の取り組み状況、成果 |
| | 8．実習中に起きたトラブルや指摘・注意されたこと |
| 3．栄養部門の紹介、特徴（委託・直営の別、行事食の紹介など） | 9．反省・感想 |
| | 10．下級生へのアドバイス |
| 4．実習テーマ・具体的達成課題 | 11．実習指導者への謝辞 |

## 3 報告会の準備

　実習報告会のプレゼンテーションは、前述のとおり、実習生一人一人が各自の学びについて報告する場合と、グループ単位で共有した気づきや学びについて報告する場合があります。

　実習生が各自で報告する場合には、実習報告書の内容を基本にして発表することが多く、グループ単位で報告する場合には、グループの中でテーマを絞り込み、どの体験の何を取り上げ、どのように報告するかを検討します。

　どちらの場合でも、聞き手にわかりやすいプレゼンテーションになるように工夫します。発表原稿、配付資料、スライドの準備だけではなく、リハーサルを行い、話すスピード、声の大きさ、間の取り方、身振り手振りを交えながら、決められた時間内に聞き手に伝わるような話し方の練習をしておきましょう。また、質疑応答に備えて質問を想定し、それに対する回答も準備しておくとよいでしょう。

## 資料1　管理栄養士・栄養士倫理綱領

　本倫理綱領は、すべての人びとの「自己実現をめざし、健やかによりよく生きる」とのニーズに応え、管理栄養士・栄養士が、「栄養の指導」を実践する専門職としての使命[1]と責務[2]を自覚し、その職能[3]の発揮に努めることを社会に対して明示するものである。

　　　　　　　　　　　　　　　　　　　　　　　　日本栄養士会制定　平成14年4月27日
　　　　　　　　　　　　　　　　　　　　　　　　改訂　　　　　　平成26年6月23日

### 管理栄養士・栄養士倫理綱領

1. 管理栄養士・栄養士は、保健、医療、福祉及び教育等の分野において、専門職として、この職業の尊厳と責任を自覚し、科学的根拠に裏づけられかつ高度な技術をもって行う「栄養の指導」を実践し、公衆衛生の向上に尽くす。

2. 管理栄養士・栄養士は、人びとの人権・人格を尊重し、良心と愛情をもって接するとともに、「栄養の指導」についてよく説明し、信頼を得るように努める。また、互いに尊敬し、同僚及び他の関係者とともに協働してすべての人びとのニーズに応える。

3. 管理栄養士・栄養士は、その免許によって「栄養の指導」を実践する権限を与えられた者であり、法規範の遵守及び法秩序の形成に努め、常に自らを律し、職能の発揮に努める。また、生涯にわたり高い知識と技術の水準を維持・向上するよう積極的に研鑽し、人格を高める。

### 管理栄養士・栄養士倫理綱領注釈

#### 1）管理栄養士・栄養士の使命

　管理栄養士・栄養士は、日本栄養士会に所属し、すべての人びとの「自己実現をめざし、健やかによりよく生きる」とのニーズに応え、保健、医療、福祉及び教育等の分野において、専門職として、この職業の尊厳と責任を自覚し、科学的根拠に裏づけられ、かつ高度な技術をもって行う「栄養の指導」を実践し、もって、公衆衛生の向上に寄与することを使命としている。

#### 2）管理栄養士・栄養士の責務

　管理栄養士・栄養士は、その免許によって「栄養の指導」を実践する権限を与えられた者であり、実践にあたっては、人びとの生きる権利、尊厳を保つ権利、等しく支援を受ける権利などの人権を尊重することが求められる。また、人びとの自己決定権とインフォームド・コンセントを尊重するとともに、科学的根拠に裏づけられた望ましい基準を設定し、持てる限りのより質の高い「栄養の指導」を行い、生命環境の問題について社会に貢献する。社会の期待と信頼に応えるため、自らの心身の健康の保持・増進に努め、常に人格の陶冶及び関係法を遵守する。さらに、生涯にわたり高い知識と技術の水準を維持するよう積極的に研鑽するとともに、先人の業績を顕彰し、後進の育成に努める。職務遂行にあたって、品位と信用を損なう行為、信義にもとる行為をしてはならない。また、職務上知り得た個人情報の保護に努め、守秘義務を遵守しなければならない。

#### 3）管理栄養士・栄養士の職能（栄養の指導）

　管理栄養士・栄養士の固有の業務は、「栄養の指導」である。「栄養の指導」は、健康の維持・増進、疾病の予防・治療・重症化予防及び介護予防・虚弱支援を実践するための基本となるものであり、個人及び集団を対象とし、栄養の評価・診断・計画に基づいた栄養食事療法・情報提供・食環境整備・食育活動等により、生涯をとおしてその人らしく生を全うできるように支援することである。

## 資料2　主な医療用語

|  |  |
|---|---|
| アッペ appendicitis | 虫垂炎 |
| アナムネ anamnese（独） | 問診（アナムネーゼ：既往歴） |
| アポ apoplexy | 脳卒中 |
| アンギオ angiography | 血管造影検査 |
| イレウス ileus | 腸閉塞 |
| ウェット wet | 湿った、ぬれた |
| ウロ urology | 泌尿器科、泌尿器科学 |
| エビデンス evidence | 証拠、根拠 |
| エマージェンシー emergency | 緊急事態、非常事態 |
| エポ erythropoietin | エリスロポエチン（赤血球の産生を促進するホルモン） |
| エント entlassen（独） | 退院 |
| エンボス emboss | 診察券 |
| オートクレーブ autoclave | 高圧蒸気滅菌器 |
| オペ operation | 手術 |
| オンコール on call | 待機していること |
| カニューレ cannula | 医療用人工チューブ類の1つ |
| カテ catheter | カテーテル（医療用のやわらかい管） |
| カンファレンス conference | 会議、臨床検討会 |
| ギネ obstetrics and gynaecology | 産婦人科、産科学・婦人科学 |
| キャリア carrier | 担体、保菌者 |
| 禁忌 contraindication | 人体に悪影響を及ぼす危険がある治療、検査、投薬のこと |
| クリパ critical path | クリティカルパス |
| ケモ chemotherapy | 化学療法 |
| シーネ shiene（独） | 副子、副木（添え木） |
| シャント shunt | 十分な血液量を得るために動脈と静脈を体内または体外で直接つなぎ合わせたもの |
| シリンジ syringe | 注射器 |
| ステート stethoscope | 聴診器 |
| ストーマ stoma | 人工肛門、人工膀胱 |
| ステル sterben（独） | 死亡 |
| ストレッチャー stretcher | 担架 |
| ターミナル terminal | 末期の、終末期の |
| チアノーゼ zyanose（独） cyanosis（英） | 血中酸素濃度低下が主な原因で皮膚や粘膜が青紫色になった状態 |
| ツッカー zucker（独） | ブドウ糖、ブドウ糖液 |
| ディスポ disposable | 使い捨ての |
| デブリ debris | 創面を切除すること |
| トリアージ triage | 選別、振り分け |
| ドレーン drain | 誘導管、排液管 |
| ドレナージ drainage | 排膿法、排液法 |
| ナート naht（独） | 縫合 |
| ナトカリ sodium and potassium | ナトリウムとカリウム（電解質） |
| バリックス varix | 静脈瘤 |
| ハルン harn（独） | 尿 |
| バルーン balloon | 膀胱留置カテーテル |
| フィーバー fever | 熱、熱病 |
| ペイシェント patient | 患者（Pt） |
| ヘモ hemorrhoid | 痔核 |
| ホスピス hospice | 末期患者のケアを行うための専門施設 |
| ポリペク polypectomy | ポリープ切除術 |
| ムンテラ mund therapie（独） | 医師からの説明 |
| リネン linen | 亜麻布、リンネル |
| ルート root | 点滴の管 |
| レセプト receipt | 診療報酬明細書 |

## 資料3　略語一覧

**❶医療全般に関する略語**

| | | | |
|---|---|---|---|
| ADL | activities of daily living<br>日常生活動作 | VE | videoendoscopic examination of swallowing<br>嚥下内視鏡検査 |
| CAPD | continuous ambulatory peritoneal dialysis<br>持続的携帯型腹膜透析 | VF | video fluoroscopic examination of swallowing<br>嚥下造影検査 |
| CCU | coronary care unit<br>冠状動脈疾患管理室 | ME | medical engineer<br>臨床工学技士 |
| CF | colonofiberscopy<br>大腸内視鏡検査 | MRI | magnetic resonance imaging<br>核磁気共鳴画像法 |
| CHDF | continuous hemodiafiltration<br>持続的血液濾過透析 | MSW | medical social worker<br>医療ソーシャルワーカー |
| CKD | chronic kidney disease<br>慢性腎臓病 | MT | medical technologist<br>臨床検査技師 |
| CT | computed tomography<br>コンピュータ断層撮影 | NICU | neonatal intensive care unit<br>新生児集中治療室 |
| DM | diabetes mellitus<br>糖尿病 | NPO | nothing per os<br>絶食 |
| Dr | doctor<br>医師 | n.p. | nothing particular<br>異常なし |
| DS | day surgery<br>日帰り手術 | Ns | nurse<br>看護師 |
| Dt | dietitian<br>栄養士 | OGTT | oral glucose tolerance test<br>経口ブドウ糖負荷試験 |
| ECG | electrocardiogram<br>心電図 | OT | occupational therapist<br>作業療法士 |
| GFR | glomerular filtration rate<br>糸球体濾過値 | Ph | phamacist<br>薬剤師 |
| GU | gastric ulcer<br>胃潰瘍 | PICC | peripherally inserted central catheter<br>末梢挿入式中心静脈カテーテル |
| HCU | high care unit<br>高度治療室（ICUより重症度が低い患者のケア） | Pt | patient<br>患者 |
| HD | hemodialysis<br>血液透析 | PT | physical therapist<br>理学療法士 |
| HP | hospital<br>病院 | RD | registered dietitian<br>登録栄養士 |
| HT, HTN | hypertension<br>高血圧 | RT | radiologic technologist<br>診療放射線技師 |
| IBD | inflammatory bowel disease<br>炎症性腸疾患 | ST | speech therapist<br>言語療法士 |
| ICU | intensive care unit<br>集中治療室 | TB | tuberculosis<br>結核 |
| IVH | intravenous hyperalimentation<br>中心静脈栄養、高カロリー輸液 | Tx | treatment<br>治療 |
| IVR | interventional radiology<br>画像下治療 | W, Wt | weight<br>体重 |
| LC | liver cirrhosis<br>肝硬変 | | |

**❷臨床検査値に関する略語**

| | | | | |
|---|---|---|---|---|
| Alb | albumin アルブミン | | $PaO_2$ | partial pressure of arterial oxygen 動脈血酸素分圧 |
| Bil | bilirubin ビリルビン | | PR | pulse rate 脈拍数 |
| BNP | brain natriuretic peptide 脳性ナトリウム利尿ペプチド | | PT | prothrombin time プロトロンビン時間 |
| BP | blood pressure 血圧 | | RBC | red blood cell 赤血球 |
| BS | blood sugar 血糖 | | RBP | retinol binding protein レチノール結合タンパク |
| BT | body temperature 体温 | | RR | resiratory rate 呼吸数 |
| BUN | blood urea nitrogen 血中尿素窒素 | | RTP | rapid turnover protein 代謝回転の速い（半減期の短い）タンパク |
| ChE | cholinesterase コリンエステラーゼ | | $SpO_2$ | percutaneous oxygen saturation 経皮的動脈血酸素飽和度 |
| CK | creatine kinase クレアチンキナーゼ | | TC | total cholesterol 総コレステロール |
| Cr | creatinine クレアチニン | | Tf | transferrin トランスフェリン |
| CRP | C-reactive protein C反応性蛋白 | | TG | triglyceride トリグリセリド |
| GFR | glomerular filtration rate 糸球体濾過量 | | TLC | total lymphocyte count （総リンパ球数） |
| Hb | hemoglobin ヘモグロビン | | TP | total protein 血清総タンパク |
| HR | heart rate 心拍数 | | TT | thrombo test トロンボテスト |
| Ht | hematocrit ヘマトクリット | | TTR（PA） | transthyretin（prealbumin） トランスサイレチン（プレアルブミン） |
| LDH | lactate dehydrogenase 乳酸脱水素酵素 | | UA | uric acid 尿酸 |
| OGTT | oral glucose tolerance test 経口ブドウ糖負荷試験 | | VC | vital capacity 肺活量 |
| $PaCO_2$ | partial pressure of arterial carbon dioxide 動脈血二酸化炭素分圧 | | WBC | white blood cell 白血球 |

**❸栄養評価に関する略語**

| | | | | |
|---|---|---|---|---|
| AC | arm circumference 上腕周囲長 | | NPC/N | non-protein calorie/nitrogen （非タンパクカロリー/窒素比） |
| AMA | arm muscle area 上腕筋面積 | | ODA | objective data assessment 客観的栄養評価 |
| AMC | arm muscle circumference 上腕筋囲 | | PEM | protein energy malnutrition たんぱく質・エネルギー低栄養状態 |
| BEE | basal energy expenditure 基礎エネルギー消費量 | | PPN | peripheral parenteral nutrition 末梢静脈栄養法 |
| BMR | basal metabolic rate 基礎代謝量 | | REE | resting energy expenditure 安静時エネルギー消費量 |
| BW | body weight 実測体重 | | SGA | subjective global assessment 主観的包括的評価 |
| ED | elemental diet 成分栄養剤 | | SSF | subscapular skinfold thickness 肩甲骨下部皮下脂肪厚 |
| EN | enteral nutrition 経腸栄養法 | | TPN | total parenteral nutrition 中心静脈栄養法 |
| FFQ | food frequency questionnaire （食物摂取頻度質問票） | | TSF | triceps skinfold thickness 上腕三頭筋部皮下脂肪厚 |
| IBW | ideal body weight 標準体重（理想体重） | | UBW | usual body weight 通常時体重 |
| JARD 2001 | Japanese anthropometric reference data 2001 日本人の身体計測基準値（2001年） | | | |

## 参考文献

日本栄養士会・全国栄養士養成施設協会編『臨地実習及び校外実習の実際（2014年版）』

鞍田三貴「臨地実習の実際」『臨床栄養』第106巻第2号　医歯薬出版　2005年

田村智子「病院で必要とされる管理栄養士を育てるために―実習生を受け入れる意義と後進を育てる役割―」『Nutrition Care』第4巻第12号　メディカ出版　2011年

日本静脈経腸栄養学会編『日本臨床栄養代謝学会JSPENテキストブック』南江堂　2021年

日本病態栄養学会『病態栄養専門師のための病態栄養ガイドブック』メディカルレビュー社　2013年

加藤幸雄・小椋喜一郎・柿本誠・笛木俊一・牧洋子編『相談援助実習』中央法規出版　2010年

杉本浩章・田中和彦著『実習生必携　ソーシャルワーク実習ノート　第3版』みらい　2022年

文部科学省「食に関する指導の手引―第2次改訂版―」2019年

大阪市教育委員会「食物アレルギー対応の手引き（令和5年度改訂）」2024年

矢澤彩香・大西智美編『公衆栄養学臨地実習レポートBOOK改訂3版』南山堂　2023年

## 臨地実習・校外実習ハンドブック〔第2版〕
― より深い学びのために ―

| | |
|---|---|
| 2014年10月5日 | 初版第1刷発行 |
| 2016年9月10日 | 初版第2刷発行（補訂） |
| 2020年3月1日 | 初版第5刷発行（補訂） |
| 2021年3月1日 | 初版第6刷発行 |
| 2022年3月1日 | 初版第7刷発行（補訂） |
| 2024年3月1日 | 初版第8刷発行 |
| 2025年3月30日 | 第2版第1刷発行 |

編 者　　藤原政嘉
　　　　　田中俊治
　　　　　赤尾　正
発行者　　竹鼻均之
発行所　　株式会社みらい
　　　　　〒500-8137　岐阜市東興町40　第5澤田ビル
　　　　　TEL　058-247-1227(代)　FAX　058-247-1218
　　　　　https://www.mirai-inc.jp/
印刷・製本　サンメッセ株式会社

ISBN978-4-86015-646-6 C3077
Printed in Japan　　　　　乱丁本・落丁本はお取り替え致します。

# 臨地実習・校外実習ハンドブック

より深い学びのために

第2版

【別冊】はぎとり式
実習ノート

みらい

## 記録用紙(様式)の種類

1. 誓約書
2. 覚書(参考例)
3. 事故発生報告・連絡票

### 給食の運営・給食経営管理論・臨床栄養学(5日分)

1. 実習日程表
2. 個人票
3. 評価票
4. 実習計画書
5. 実習施設の概況表
6. 事前訪問記録
7. 実習日誌
8. 栄養食事指導見学記録
9. 自己評価票
10. 実習報告書

### 給食の運営・給食経営管理論・臨床栄養学(10日分)

1. 実習日程表
2. 個人票
3. 評価票
4. 実習計画書
5. 実習施設の概況表
6. 事前訪問記録
7. 実習日誌
8. 栄養食事指導見学記録
9. 自己評価票
10. 実習報告書

### 公衆栄養学(5日分)

1. 実習日程表
2. 個人票
3. 評価票
4. 実習計画書
5. 実習機関の概況表
6. 事前訪問記録
7. 実習日誌
8. 自己評価票
9. 実習報告書

# 誓 約 書

年　月　日

　　　　　　　様

学 校 名：＿＿＿＿＿＿＿＿＿＿＿＿＿＿＿

学籍番号：＿＿＿＿＿＿＿＿＿＿＿

氏　　名：＿＿＿＿＿＿＿＿＿＿＿＿＿＿＿

私は、　　　　　　　　　　　　　で行う臨地実習・校外実習に参加するにあたり、下記の事項を厳守することを誓います。

記

一、関係法令等を固く遵守します。

一、機密や重要事項の守秘義務を遵守します。

一、実習担当者や受け入れ担当者の指示に従います。

一、職場秩序を守り、実習に専念します。

一、無断で欠席、遅刻、早退又は実習を欠きません。

一、故意又は重過失により損害を与えたときは、その責を負います。

# 誓 約 書

年　　月　　日

　　　　　　　　　様

学 校 名：＿＿＿＿＿＿＿＿＿＿＿＿＿＿＿＿

学籍番号：＿＿＿＿＿＿＿＿＿＿

氏　　名：＿＿＿＿＿＿＿＿＿＿＿＿＿＿＿＿

私は、　　　　　　　　　　　　　　で行う臨地実習・校外実習に参加するにあたり、下記の事項を厳守することを誓います。

記

一、関係法令等を固く遵守します。

一、機密や重要事項の守秘義務を遵守します。

一、実習担当者や受け入れ担当者の指示に従います。

一、職場秩序を守り、実習に専念します。

一、無断で欠席、遅刻、早退又は実習を欠きません。

一、故意又は重過失により損害を与えたときは、その責を負います。

# 誓 約 書

年　月　日

　　　　　　　様

学　校　名：＿＿＿＿＿＿＿＿＿＿＿＿＿＿＿＿

学籍番号：＿＿＿＿＿＿＿＿＿＿＿＿

氏　　　名：＿＿＿＿＿＿＿＿＿＿＿＿＿＿＿＿

私は、　　　　　　　　　　　　で行う臨地実習・校外実習に参加するにあたり、下記の事項を厳守することを誓います。

記

一、関係法令等を固く遵守します。

一、機密や重要事項の守秘義務を遵守します。

一、実習担当者や受け入れ担当者の指示に従います。

一、職場秩序を守り、実習に専念します。

一、無断で欠席、遅刻、早退又は実習を欠きません。

一、故意又は重過失により損害を与えたときは、その責を負います。

# 覚　　　書

_____（以下「甲」という。）と_____（以下「乙」という。）との間における実習生の臨地実習・校外実習にかかる事項について、次のとおり覚書を締結する。

（医療事故等の責任）
第1条　実習生にかかる医療事故等により、甲又は第三者に損害を与えた場合、甲乙誠意をもって協議し、解決にあたる。

（維持保存の義務）
第2条　乙は、常に善良なる管理者の注意をもって、甲の施設・設備・備品を維持保存しなければならない。

（遵守事項）
第3条　乙は、臨地実習・校外実習にあたって、甲の担当職員の指示を遵守するとともに、甲の業務の支障となる行為を行ってはならない。

（健康診断書の提供）
第4条　乙は、臨地実習・校外実習に際し、実習生の実習開始日前6ヶ月以内の健康診断書及び1ヶ月以内の検便結果を、実習開始日までに甲に提出するものとする。

（実習費の負担）
第5条　乙は、臨地実習・校外実習に伴い、その費用として、1日1名_____円を実習終了後2ヶ月以内に支払うものとする。

（損害賠償の責任）
第6条　乙は、原則として自己及び学生の責に帰すべき理由により、甲の施設・設備・備品の全部又は一部を滅失又は棄損したときは、乙が責任を持ってその損害を賠償しなければならない。

（秘密の保持）
第7条　乙は、この実習期間中に知り得た個人情報等の内容を他に漏らしてはならない。この実習期間が終了した後においても同様とする。

（その他の協議）
第8条　この覚書に定めのない事項については、その都度甲乙協議の上これを定める。

［特記事項］
（個人情報の権利利益の尊重）
第1条　乙は、この覚書による実習期間中に個人情報を取り扱う場合は、その取扱いにより個人の権利利益を侵すことのないよう最大限努めなければならない。

（個人情報の漏えい等の防止）
第2条　乙は、この覚書による実習期間中に知り得た個人情報の内容をみだりに他人に知らせ、又は不当な目的に利用してはならない。この実習期間が終了した後においても同様とする。

この覚書の締結を証するため、本書を2通作成し、甲乙記名押印の上、各1通を保有する。

　　　　年　　月　　日

甲：　住　所

　　　名　称

　　　代表者　　　　　　　　　　　　　㊞


乙：　住　所

　　　名　称

　　　代表者　　　　　　　　　　　　　㊞

# 事故発生報告・連絡票

年　　月　　日（　　）

| 実習施設名 | |
|---|---|
| 実習生氏名 | |
| 事故発生日時 | |
| 事故発生場所 | |
| 事故の内容・状況、対応・処置など | |

実習指導者署名 _____ ㊞

＊実習生は枠内を記入後、実習指導者に提出すること。

＊事故の対応後は、速やかに養成施設に連絡すること。

＊実習指導者へのお願い

　内容をご確認の上、署名捺印していただき、実習生に持ち帰らせてください。

# 給食の運営 ・ 給食経営管理論 ・ 臨床栄養学

| 実 習 施 設 名 | |
|---|---|
| 実 習 期 間 | |
| 所 在 地 | 〒    − |
| 電 話 番 号 | (      )    − |
| 実 習 指 導 者 名 | |

学 校 名 _____

学 籍 番 号 _____  名 前 _____

# 実習日程表

( 給食の運営 ・ 給食経営管理論 ・ 臨床栄養学 )

学校名：_____　学籍番号：_____　氏名：_____

| 月日 | 実習内容 ||
|---|---|---|
| | 午前 | 午後 |
| 1日目<br>／<br>（　） | | |
| 2日目<br>／<br>（　） | | |
| 3日目<br>／<br>（　） | | |
| 4日目<br>／<br>（　） | | |
| 5日目<br>／<br>（　） | | |

**備考**

学校名：_____　学籍番号：_____　氏名：_____

| 月日 | 実習内容 | |
|---|---|---|
| | 午前 | 午後 |
| 日目<br>／<br>（　） | | |
| 日目<br>／<br>（　） | | |
| 日目<br>／<br>（　） | | |
| 日目<br>／<br>（　） | | |
| 日目<br>／<br>（　） | | |

| 備考 |
|---|
| |

# 個人票

（ 給食の運営 ・ 給食経営管理論 ・ 臨床栄養学 ）

| 学 校 名 | | 学籍番号 | | 写真貼付 |
| --- | --- | --- | --- | --- |
| | | 学　　年 | | 縦4cm×横3cm<br>上半身・脱帽・正面<br>（裏に学籍番号、名前を書くこと） |
| フリガナ | | | | |
| 氏　　名 | | | | |
| 生年月日 | 　　　年　　　月　　　日　（　　歳） | 性別 | 男　・　女 | |

| 現 住 所 | 〒　　－<br><br><br><br>電話番号：　自宅（　　　）　―　　　　携帯（　　　）　― |
| --- | --- |
| 実習施設名 | |
| 実習施設の種別 | 　　　　　　　　　実習期間 |
| 自己PR | |
| 特技・趣味 | |
| 健康状態 | |
| 備　　考 | |

＊実習終了後、要返却

（ 給食の運営 ・ 給食経営管理論 ・ 臨床栄養学 ）

# 評価票

学 校 名：＿＿＿＿＿＿＿＿＿＿＿＿＿＿＿＿

学籍番号：＿＿＿＿＿＿＿　氏名：＿＿＿＿＿＿＿＿＿

## 1．出席簿・出欠状況　（実習生が出席日を記入し捺印する）

| 月　日　㊞ | 月　日　㊞ | 月　日　㊞ | 月　日　㊞ | 月　日　㊞ |
|---|---|---|---|---|
| 月　日　㊞ | 月　日　㊞ | 月　日　㊞ | 月　日　㊞ | 月　日　㊞ |
| 月　日　㊞ | 月　日　㊞ | 月　日　㊞ | 月　日　㊞ | 月　日　㊞ |
| 月　日　㊞ | 月　日　㊞ | 月　日　㊞ | 月　日　㊞ | 月　日　㊞ |

| 出席日数：　　　日 | 欠席日数：　　　日 | 遅刻回数：　　　回 | 早退回数：　　　回 |
|---|---|---|---|

## 2．評　価　（実習指導管理者による評価）

以下の評価尺度に基づき、評価をお願い致します。
A：大変優れている　B：優れている　C：普通である　D：やや努力が不足している　E：努力が足りない

| 評価の観点 | 評　価 |
|---|---|
| 時間、指示、規則を守っていたか | A・B・C・D・E |
| 身だしなみが実習に適切であったか | A・B・C・D・E |
| 挨拶、言葉遣いが適切であったか | A・B・C・D・E |
| 諸注意を守り、節度・協調的態度であったか | A・B・C・D・E |
| 積極的に実習に取り組んでいたか | A・B・C・D・E |
| 仕事に責任感をもっていたか | A・B・C・D・E |
| 実習指導者への連絡・報告、記録の提出を速やかに行うことができたか | A・B・C・D・E |
| 実習目標（実習テーマや課題）は達成されたか | A・B・C・D・E |
| 総合評価 | A・B・C・D・E |
| お気づきの点がございましたら、ご記入をお願い致します。 | |

実習施設名：＿＿＿＿＿＿＿＿＿＿＿＿＿＿＿＿

評価日：　　　年　　　月　　　日

実習指導管理者（管理栄養士・栄養士）名：＿＿＿＿＿＿＿＿＿＿＿＿　㊞

# 実習計画書

（ 給食の運営 ・ 給食経営管理論 ・ 臨床栄養学 ）

学校名：＿＿＿＿＿＿＿＿＿＿＿＿＿＿　学籍番号：＿＿＿＿＿＿＿　氏名：＿＿＿＿＿＿＿＿

| | |
|---|---|
| 実習テーマ | |
| 私にとっての実習の意義 | |
| 実習の具体的達成課題と方法 | |
| 事前学習の内容と方法 | |

# 実習施設の概況表

（ 給食の運営 ・ 給食経営管理論 ・ 臨床栄養学 ）

学校名：＿＿＿＿＿＿＿＿＿＿＿＿＿＿　学籍番号：＿＿＿＿＿＿＿　氏名：＿＿＿＿＿＿＿＿

実習期間：＿＿＿＿＿＿＿＿＿＿＿＿＿＿＿＿＿＿＿＿＿＿＿＿＿＿＿＿＿＿＿＿＿＿＿＿＿

| 運営主体(法人) | | 運営主体の設立 | 年　　月 |
|---|---|---|---|
| | | 実習施設の設立 | 年　　月 |
| 実習施設名 | | 実習施設の管理者名 | |
| 実習施設の種別 | | 栄養部門の責任者名 | |
| 実習施設の法的基盤 | | 実習指導者名 | |
| 所在地 | 〒　－　　　　　　　　　　　　　　　　　　電話番号（　　　）　－ | | |
| 法令で規定された実習施設の目的 | | | |
| 実習施設の沿革 | | | |
| 運営主体の基本理念・運営方針 | | | |
| 実習施設の基本理念・運営方針 | | | |
| 栄養部門の基本理念・運営方針 | | | |
| 実習施設の定員数(病床数) | | 平均食数 | ／食 |
| 実習施設の栄養部門を中心とした運営組織 | | | |
| 法令で規定された管理栄養士・栄養士配置基準 | | | |

| 栄養部門の職員構成 | | 施設側 | 受託側 | その他の職種の職員構成 |
|---|---|---|---|---|
| | 管理栄養士 | 名 | 名 | |
| | 栄養士 | 名 | 名 | |
| | 調理師 | 名 | 名 | |
| | 調理員 | 名 | 名 | |
| | その他 | 名 | 名 | |
| | 合計 | 名 | 名 | |

| | |
|---|---|
| 運営主体（法人内、関連法人）の事業内容 | |
| 実習施設の事業内容 | |
| 法令で規定された実習施設の利用者 | |
| 実習施設の利用者の特徴 | |
| 地域の特徴 | |
| その他の特記事項 | |

調理施設の平面図

| |
|---|
| |

（ 給食の運営 ・ 給食経営管理論 ・ 臨床栄養学 ）

# 事前訪問記録

学校名：_____　学籍番号：_____　氏名：_____

| 実習施設名 | | 実習指導者名 | |
|---|---|---|---|
| 訪問日時 | 　年　　月　　日（　）　時　　分 | 集合場所 | |
| 事前訪問時の提出物 | ☐<br>☐<br>☐<br>☐ | | |
| 実習施設までの経路・交通機関 | （所要時間：　　　　分） | | |
| 実習期間 | | | |
| 事前訪問での確認事項 | ☐実習施設の概要（運営主体、沿革、理念・方針、事業内容、職員構成、利用者の実態など）<br>☐実習内容と日程<br>☐実習時間（開始・終了時間、休憩時間、初日の集合時間と場所、交通手段など）<br>☐配属実習中の服装、髪型、身だしなみ<br>☐携行品<br>☐更衣室（ロッカー）や控え室などの使用方法<br>☐実習日誌の書き方、提出方法<br>☐事前の課題、準備<br>☐配属実習初日の提出物<br>☐給食費など実習に必要な実費負担と支払方法<br>☐遅刻・欠席、緊急時の連絡方法<br>☐<br>☐<br>☐<br>☐ | | |
| 配属実習中の携行品チェックリスト | ☐実習ノート<br>☐名札<br>☐日本食品標準成分表<br>☐食品交換表（糖尿病、腎臓病）<br>☐筆記用具<br>☐電卓<br>☐メモ帳<br>☐印鑑（出席簿に捺印するため）<br>☐白衣（調理室外用）<br>☐上靴（調理室外用：スニーカーなど）<br>☐着替え（調理室外用：シャツ、上着）<br>☐調理衣（調理室内用）<br>☐ズボン（調理室内用）<br>☐帽子（調理室内用） | ☐使い捨てネット帽子（調理室内用）<br>☐エプロン（布前掛け）<br>☐調理用靴（コックシューズ）<br>☐白長靴<br>☐ナイロンエプロン<br>☐紙マスク<br>☐包丁<br>☐健康保険証の写し（急病、けが、深い切り傷、やけどなどの診察）<br>☐必要経費（給食費、交通費など）<br>☐<br>☐<br>☐<br>☐ | |
| 配属実習初日の提出物 | ☐<br>☐<br>☐<br>☐ | | |

説明を受けた内容

説明を受けた内容

# 実習日誌

( 給食の運営 ・ 給食経営管理論 ・ 臨床栄養学 )

学校名：＿＿＿＿＿＿＿＿＿＿＿＿＿　学籍番号：＿＿＿＿＿＿＿　氏名：＿＿＿＿＿＿＿＿

【　　日目】

| 日　　時 | 年　　月　　日　　曜日　　時　　分　～　　時　　分 |
|---|---|
| 本日の課題（目標） | |

| | 実習日課 | 実習内容 |
|---|---|---|
| 午前 | | |
| 午後 | | |

| 本日の代表的な献立 | 配膳図 |
|---|---|
|  |  |

| 栄養価 | エネルギー：＿＿＿＿kcal　たんぱく質：＿＿＿＿g　脂質：＿＿＿＿g　食塩相当量：＿＿＿＿g |
|---|---|
| エネルギー産生<br>栄養素バランス | P：＿＿＿＿＿％E　　　F：＿＿＿＿＿％E　　　C：＿＿＿＿＿％E |

### 1日のまとめ（課題の達成度、反省点、考察など）

### 実習指導者からのコメント　　　　　　　　　　　　　　　　　　　　　　　　　　㊞

# 実習日誌

（ 給食の運営 ・ 給食経営管理論 ・ 臨床栄養学 ）

学校名：＿＿＿＿＿＿＿＿＿＿＿＿　学籍番号：＿＿＿＿＿＿　氏名：＿＿＿＿＿＿＿

【　　日目】

| 日　時 | 年　　月　　日　　曜日　　時　　分　～　　時　　分 |
|---|---|
| 本日の課題（目標） | |

| | 実習日課 | 実習内容 |
|---|---|---|
| 午前 | | |
| 午後 | | |

| 本日の代表的な献立 | 配膳図 |
|---|---|
|  |  |

| 栄養価 | エネルギー：_____kcal　たんぱく質：_____g　脂質：_____g　食塩相当量：_____g |
|---|---|
| エネルギー産生栄養素バランス | P：_____%E　　　F：_____%E　　　C：_____%E |

### 1日のまとめ（課題の達成度、反省点、考察など）

### 実習指導者からのコメント　　　　　　　　　　　　　　　　　　　　　㊞

# 実習日誌

（ 給食の運営 ・ 給食経営管理論 ・ 臨床栄養学 ）

学校名：＿＿＿＿＿＿＿＿＿＿＿＿＿＿　　学籍番号：＿＿＿＿＿＿＿　　氏名：＿＿＿＿＿＿＿＿＿

【　　日目】

| 日　時 | 　年　　月　　日　　曜日　　時　　分　～　　時　　分 |
|---|---|
| 本日の課題（目標） | |

| | 実習日課 | 実習内容 |
|---|---|---|
| 午前 | | |
| 午後 | | |

| 本日の代表的な献立 | 配膳図 |
|---|---|
|  |  |

| 栄養価 | エネルギー：＿＿＿＿kcal　たんぱく質：＿＿＿＿g　脂質：＿＿＿＿g　食塩相当量：＿＿＿＿g |
|---|---|
| エネルギー産生<br>栄養素バランス | P：＿＿＿＿＿＿％E　　　F：＿＿＿＿＿＿％E　　　C：＿＿＿＿＿＿％E |

### 1日のまとめ（課題の達成度、反省点、考察など）

### 実習指導者からのコメント　　㊞

# 実習日誌

（ 給食の運営 ・ 給食経営管理論 ・ 臨床栄養学 ）

学校名：_____ 　学籍番号：_____ 　氏名：_____

【 　日目】

| 日　　時 | 年　　月　　日　　曜日　　時　　分　～　　時　　分 |
|---|---|
| 本日の課題（目標） | |

| | 実習日課 | 実習内容 |
|---|---|---|
| 午前 | | |
| 午後 | | |

| 本日の代表的な献立 | 配膳図 |
|---|---|
| | |

| 栄養価 | エネルギー：＿＿＿＿kcal　たんぱく質：＿＿＿＿g　脂質：＿＿＿＿g　食塩相当量：＿＿＿＿g |
|---|---|
| エネルギー産生<br>栄養素バランス | P：＿＿＿＿％E　　　F：＿＿＿＿％E　　　C：＿＿＿＿％E |

### 1日のまとめ（課題の達成度、反省点、考察など）

### 実習指導者からのコメント　　　　　　　　　　　　　　　　　　　　　　　　　　　㊞

# 実習日誌

（ 給食の運営 ・ 給食経営管理論 ・ 臨床栄養学 ）

学校名：＿＿＿＿＿＿＿＿＿＿＿＿＿＿　学籍番号：＿＿＿＿＿＿＿＿　氏名：＿＿＿＿＿＿＿＿＿

【　　日目】

| 日　　時 | 　年　　月　　日　曜日　　時　　分　〜　　時　　分 |
|---|---|
| 本日の課題（目標） | |

| 実習日課 | 実習内容 |
|---|---|
| 午前 | |
| 午後 | |

|   本日の代表的な献立   |   配膳図   |
|---|---|
|  |  |

| 栄養価 | エネルギー：＿＿＿＿kcal　たんぱく質：＿＿＿＿g　脂質：＿＿＿＿g　食塩相当量：＿＿＿＿g |
|---|---|
| エネルギー産生<br>栄養素バランス | P：＿＿＿＿＿％E　　F：＿＿＿＿＿％E　　C：＿＿＿＿＿％E |

### 1日のまとめ（課題の達成度、反省点、考察など）

### 実習指導者からのコメント　　㊞

（ 給食の運営 ・ 給食経営管理論 ・ 臨床栄養学 ）

# 栄養食事指導見学記録 （ 個人 ・ 集団 ）

学校名：＿＿＿＿＿＿＿＿＿＿＿＿＿＿　学籍番号：＿＿＿＿＿＿＿　氏名：＿＿＿＿＿＿＿＿

| 日　　時 | 　　年　　月　　日　　曜日　　時　　分　～　　時　　分 | | |
|---|---|---|---|
| 患者様情報 | 年　齢 | 　　　　　　　　　歳 | 性　別　　　　男　・　女 |
| 指示内容<br>（医　師） | 疾患名 | | |
| | 栄養価 | エネルギー：＿＿＿＿kcal　たんぱく質：＿＿＿g　脂質：＿＿＿g | |
| | エネルギー産生栄養素<br>バランス | P：＿＿＿％E　　　F：＿＿＿％E　　　C：＿＿＿％E | |
| | その他の指示事項 | | |

## 指導内容

..................................................................................
..................................................................................
..................................................................................
..................................................................................
..................................................................................
..................................................................................
..................................................................................
..................................................................................

## 臨床検査値

Glucose：＿＿＿＿＿＿mg/dL　BUN：＿＿＿＿＿＿mg/dL　ALB：＿＿＿＿＿＿g/dL

HbA1c：＿＿＿＿＿＿％　　　Cr：＿＿＿＿＿＿mg/dL　　TP：＿＿＿＿＿＿g/dL

TG：＿＿＿＿＿＿mg/dL　　　UA：＿＿＿＿＿＿mg/dL

HDL-コレステロール：＿＿＿mg/dL　AST：＿＿＿＿＿＿IU/L

LDL-コレステロール：＿＿＿mg/dL　ALT：＿＿＿＿＿＿IU/L

総コレステロール：＿＿＿＿mg/dL　γ-GTP：＿＿＿＿＿＿IU/L

## 感想・考察

..................................................................................
..................................................................................
..................................................................................
..................................................................................

（ 給食の運営 ・ 給食経営管理論 ・ 臨床栄養学 ）

# 栄養食事指導見学記録 （ 個人 ・ 集団 ）

学校名：＿＿＿＿＿＿＿＿＿＿＿＿＿＿　学籍番号：＿＿＿＿＿＿＿　氏名：＿＿＿＿＿＿＿＿

| 日　時 | | 　　　年　　　月　　　日　　曜日　　　時　　　分　～　　　時　　　分 | | |
|---|---|---|---|---|
| 患者様情報 | 年　齢 | 　　　　　　　　歳 | 性　別 | 男 ・ 女 |
| 指示内容<br>（医　師） | 疾患名 | | | |
| | 栄養価 | エネルギー：＿＿＿＿kcal　たんぱく質：＿＿＿＿g　脂質：＿＿＿＿g | | |
| | エネルギー産生栄養素<br>バランス | P：＿＿＿＿％E　　　F：＿＿＿＿％E　　　C：＿＿＿＿％E | | |
| | その他の指示事項 | | | |

## 指導内容

………………………………………………………………………………………………………………
………………………………………………………………………………………………………………
………………………………………………………………………………………………………………
………………………………………………………………………………………………………………
………………………………………………………………………………………………………………
………………………………………………………………………………………………………………
………………………………………………………………………………………………………………
………………………………………………………………………………………………………………

## 臨床検査値

Glucose：＿＿＿＿＿＿mg/dL　　BUN：＿＿＿＿＿＿mg/dL　　ALB：＿＿＿＿＿＿g/dL
HbA1c：＿＿＿＿＿＿％　　　　　Cr：＿＿＿＿＿＿mg/dL　　　TP：＿＿＿＿＿＿g/dL
TG：＿＿＿＿＿＿mg/dL　　　　　UA：＿＿＿＿＿＿mg/dL
HDL-コレステロール：＿＿＿mg/dL　AST：＿＿＿＿＿＿IU/L
LDL-コレステロール：＿＿＿mg/dL　ALT：＿＿＿＿＿＿IU/L
総コレステロール：＿＿＿＿mg/dL　γ-GTP：＿＿＿＿＿＿IU/L

## 感想・考察

………………………………………………………………………………………………………………
………………………………………………………………………………………………………………
………………………………………………………………………………………………………………
………………………………………………………………………………………………………………

( 給食の運営 ・ 給食経営管理論 ・ 臨床栄養学 )

# 自己評価票

学校名：＿＿＿＿＿＿＿＿＿＿＿＿＿＿＿　学籍番号：＿＿＿＿＿＿＿＿＿　氏名：＿＿＿＿＿＿＿＿＿

実習を振り返って、以下の評価尺度に基づき、自己評価してみましょう。
5：よい　4：ややよい　3：普通　2：やや悪い　1：悪い

| 評価項目 | 評　価 |
|---|---|
| A．実習態度 | |
| 　1）自己の健康管理に留意することができたか | 5・4・3・2・1 |
| 　2）身だしなみを適切に保つことができたか | 5・4・3・2・1 |
| 　3）挨拶、返事、言葉遣い、礼儀作法が正しく行えたか | 5・4・3・2・1 |
| 　4）時間は守れたか | 5・4・3・2・1 |
| 　5）感謝の気持ちをもち、謙虚な姿勢で取り組むことができたか | 5・4・3・2・1 |
| 　6）常に目標をもち、自主的、積極的な態度で学ぶことができたか | 5・4・3・2・1 |
| 　7）守秘義務を遵守したか | 5・4・3・2・1 |
| 　8）安全・衛生管理に留意して行動することができたか | 5・4・3・2・1 |
| 　9）実習指導者への連絡・報告、記録の提出を速やかに行ったか | 5・4・3・2・1 |
| 　10）実習施設の方針、決まりに従うことができたか | 5・4・3・2・1 |
| 　11）実習指導者などの指導・助言を真摯に受け止め、自己改善に努めたか | 5・4・3・2・1 |
| 　12）実習施設の指導者や他の職員と適切な人間関係を保つことができたか | 5・4・3・2・1 |
| 所見 | |
| B．基本的知識・技術の実践的理解 | |
| 　13）実習施設の役割・機能について理解することができたか | 5・4・3・2・1 |
| 　14）栄養部門の役割・業務内容について理解することができたか | 5・4・3・2・1 |
| 　15）対象者とコミュニケーションを図り、積極的に関わることができたか | 5・4・3・2・1 |
| 　16）対象者を理解し、ニーズを把握することができたか | 5・4・3・2・1 |
| 　17）対象者やその家族に適切な行動・態度をとることができたか | 5・4・3・2・1 |
| 　18）管理栄養士・栄養士の役割・職務内容を理解することができたか | 5・4・3・2・1 |
| 　19）専門職間の連携、チームワークを理解することができたか | 5・4・3・2・1 |
| 所見 | |
| C．自己理解、実習目標の達成度 | |
| 　20）柔軟に計画を修正し、実習を計画的に進めることができたか | 5・4・3・2・1 |
| 　21）計画した実習テーマ・具体的達成課題、方法は適切であったか | 5・4・3・2・1 |
| 　22）課題への取り組みにあたって介入方法、進め方は適切であったか | 5・4・3・2・1 |
| 　23）発見した課題を明らかにし、解決に向けて取り組むことができたか | 5・4・3・2・1 |
| 　24）自己理解（資質、能力、技術）、職業観を深めることができたか | 5・4・3・2・1 |
| 所見 | |
| D．総合評価 | |

# 実習報告書

（ 給食の運営 ・ 給食経営管理論 ・ 臨床栄養学 ）

学校名：_____　学籍番号：_____　氏名：_____

**実習所感（実習で学んだ内容、考察、反省点など）**

**実習指導者所見**

実習指導者署名 _____ 印

| 学内担当者認印 | 印 |
|---|---|

# 給食の運営 ・ 給食経営管理論 ・ 臨床栄養学

| 実 習 施 設 名 | |
|---|---|
| 実 習 期 間 | |
| 所 在 地 | 〒　　－ |
| 電 話 番 号 | （　　　　）　　－ |
| 実 習 指 導 者 名 | |

学 校 名 _____

学 籍 番 号 _____　名　前 _____

# 実習日程表

（ 給食の運営　・　給食経営管理論　・　臨床栄養学 ）

学校名：＿＿＿＿＿＿＿＿＿＿＿＿＿＿　学籍番号：＿＿＿＿＿＿＿　氏名：＿＿＿＿＿＿＿＿

| 月日 | 実習内容 ||備考|
|---|---|---|---|
| | 午前 | 午後 | |
| 1日目 ／ （ ） | | | |
| 2日目 ／ （ ） | | | |
| 3日目 ／ （ ） | | | |
| 4日目 ／ （ ） | | | |
| 5日目 ／ （ ） | | | |
| 6日目 ／ （ ） | | | |
| 7日目 ／ （ ） | | | |
| 8日目 ／ （ ） | | | |
| 9日目 ／ （ ） | | | |
| 10日目 ／ （ ） | | | |

学校名：＿＿＿＿＿＿＿＿＿＿＿＿＿＿　学籍番号：＿＿＿＿＿＿＿　氏名：＿＿＿＿＿＿＿＿

| 月日 | 実習内容 | | 備考 |
|---|---|---|---|
| | 午前 | 午後 | |
| 日目 / ( ) | | | |
| 日目 / ( ) | | | |
| 日目 / ( ) | | | |
| 日目 / ( ) | | | |
| 日目 / ( ) | | | |
| 日目 / ( ) | | | |
| 日目 / ( ) | | | |
| 日目 / ( ) | | | |
| 日目 / ( ) | | | |
| 日目 / ( ) | | | |

# 実習日程表

（ 給食の運営 ・ 給食経営管理論 ・ 臨床栄養学 ）

学校名：＿＿＿＿＿＿＿＿＿＿＿＿＿＿　学籍番号：＿＿＿＿＿＿＿＿　氏名：＿＿＿＿＿＿＿＿

| 月日 | 実習内容 | | 備考 |
| --- | --- | --- | --- |
| | 午前 | 午後 | |
| 1日目 ／ （ ） | | | |
| 2日目 ／ （ ） | | | |
| 3日目 ／ （ ） | | | |
| 4日目 ／ （ ） | | | |
| 5日目 ／ （ ） | | | |
| 6日目 ／ （ ） | | | |
| 7日目 ／ （ ） | | | |
| 8日目 ／ （ ） | | | |
| 9日目 ／ （ ） | | | |
| 10日目 ／ （ ） | | | |

学校名：＿＿＿＿＿＿＿＿＿＿＿＿＿＿　学籍番号：＿＿＿＿＿＿＿＿　氏名：＿＿＿＿＿＿＿＿

| 月日 | 実習内容 | | 備考 |
|---|---|---|---|
| | 午前 | 午後 | |
| 日目 / ( ) | | | |
| 日目 / ( ) | | | |
| 日目 / ( ) | | | |
| 日目 / ( ) | | | |
| 日目 / ( ) | | | |
| 日目 / ( ) | | | |
| 日目 / ( ) | | | |
| 日目 / ( ) | | | |
| 日目 / ( ) | | | |
| 日目 / ( ) | | | |

# 個人票

( 給食の運営 ・ 給食経営管理論 ・ 臨床栄養学 )

| 学 校 名 | | 学籍番号 | | 写真貼付 |
| --- | --- | --- | --- | --- |
| | | 学　　年 | | 縦4cm×横3cm |
| フリガナ | | | | 上半身・脱帽・正面 |
| 氏　　名 | | | | （裏に学籍番号、名前を書くこと） |
| 生年月日 | 年　　月　　日　（　　歳） | 性別 | 男 ・ 女 | |

| 現 住 所 | 〒　　－<br><br>電話番号： 自宅（　　）　－　　　　携帯（　　）　－ |
| --- | --- |
| 実習施設名 | |
| 実習施設の種別 | （実習期間） |
| 自己PR | |
| 特技・趣味 | |
| 健康状態 | |
| 備　　考 | |

＊実習終了後、要返却

# 評価票

（ 給食の運営 ・ 給食経営管理論 ・ 臨床栄養学 ）

学 校 名：_____

学籍番号：_____ 氏名：_____

## 1. 出席簿・出欠状況 （実習生が出席日を記入し捺印する）

| 月 日 ㊞ | 月 日 ㊞ | 月 日 ㊞ | 月 日 ㊞ | 月 日 ㊞ |
|---|---|---|---|---|
| 月 日 ㊞ | 月 日 ㊞ | 月 日 ㊞ | 月 日 ㊞ | 月 日 ㊞ |
| 月 日 ㊞ | 月 日 ㊞ | 月 日 ㊞ | 月 日 ㊞ | 月 日 ㊞ |
| 月 日 ㊞ | 月 日 ㊞ | 月 日 ㊞ | 月 日 ㊞ | 月 日 ㊞ |

| 出席日数： 日 | 欠席日数： 日 | 遅刻回数： 回 | 早退回数： 回 |
|---|---|---|---|

## 2. 評　価 （実習指導管理者による評価）

以下の評価尺度に基づき、評価をお願い致します。
A：大変優れている　B：優れている　C：普通である　D：やや努力が不足している　E：努力が足りない

| 評価の観点 | 評　価 |
|---|---|
| 時間、指示、規則を守っていたか | A・B・C・D・E |
| 身だしなみが実習に適切であったか | A・B・C・D・E |
| 挨拶、言葉遣いが適切であったか | A・B・C・D・E |
| 諸注意を守り、節度・協調的態度であったか | A・B・C・D・E |
| 積極的に実習に取り組んでいたか | A・B・C・D・E |
| 仕事に責任感をもっていたか | A・B・C・D・E |
| 実習指導者への連絡・報告、記録の提出を速やかに行うことができたか | A・B・C・D・E |
| 実習目標（実習テーマや課題）は達成されたか | A・B・C・D・E |
| 総合評価 | A・B・C・D・E |
| お気づきの点がございましたら、ご記入をお願い致します。 | |

実習施設名：_____

評価日：　　　年　　　月　　　日

実習指導管理者（管理栄養士）名：_____ ㊞

# 実習計画書

( 給食の運営 ・ 給食経営管理論 ・ 臨床栄養学 )

学校名：＿＿＿＿＿＿＿＿＿＿＿＿＿　　学籍番号：＿＿＿＿＿＿＿　　氏名：＿＿＿＿＿＿＿＿

| | |
|---|---|
| 実習テーマ | |
| 私にとっての実習の意義 | |
| 実習の具体的達成課題と方法 | |
| 事前学習の内容と方法 | |

# 実習施設の概況表

（ 給食の運営　・　給食経営管理論　・　臨床栄養学 ）

学校名：_____　学籍番号：_____　氏名：_____

実習期間：_____

| | | | |
|---|---|---|---|
| 運営主体(法人) | | 運営主体の設立 | 　　年　　　月 |
| | | 実習施設の設立 | 　　年　　　月 |
| 実習施設名 | | 実習施設の管理者名 | |
| 実習施設の種別 | | 栄養部門の責任者名 | |
| 実習施設の法的基盤 | | 実習指導者名 | |
| 所在地 | 〒　　－　　　　　　　　　　　　　　　　　　　電話番号（　　　）　－ | | |
| 法令で規定された実習施設の目的 | | | |
| 実習施設の沿革 | | | |
| 運営主体の基本理念・運営方針 | | | |
| 実習施設の基本理念・運営方針 | | | |
| 栄養部門の基本理念・運営方針 | | | |
| 実習施設の定員数(病床数) | | 平均食数 | 　　　／食 |
| 実習施設の栄養部門を中心とした運営組織 | | | |
| 法令で規定された管理栄養士・栄養士配置基準 | | | |

| 栄養部門の職員構成 | | 施設側 | 受託側 | その他の職種の職員構成 |
|---|---|---|---|---|
| | 管理栄養士 | 　　名 | 　　名 | |
| | 栄養士 | 　　名 | 　　名 | |
| | 調理師 | 　　名 | 　　名 | |
| | 調理員 | 　　名 | 　　名 | |
| | その他 | 　　名 | 　　名 | |
| | 合計 | 　　名 | 　　名 | |

| | |
|---|---|
| 運営主体（法人内、関連法人）の事業内容 | |
| 実習施設の事業内容 | |
| 法令で規定された実習施設の利用者 | |
| 実習施設の利用者の特徴 | |
| 地域の特徴 | |
| その他の特記事項 | |

調理施設の平面図

| |
|---|
| |

# 事前訪問記録

（ 給食の運営 ・ 給食経営管理論 ・ 臨床栄養学 ）

学校名：＿＿＿＿＿＿＿＿＿＿＿＿＿＿　学籍番号：＿＿＿＿＿＿＿＿＿　氏名：＿＿＿＿＿＿＿＿＿＿

| | | | |
|---|---|---|---|
| 実習施設名 | | 実習指導者名 | |
| 訪問日時 | 　年　月　日（　）　時　分 | 集合場所 | |
| 事前訪問時の提出物 | ☐<br>☐<br>☐<br>☐ | | |
| 実習施設までの経路・交通機関 | （所要時間：　　　　分） | | |
| 実習期間 | | | |
| 事前訪問での確認事項 | ☐実習施設の概要（運営主体、沿革、理念・方針、事業内容、職員構成、利用者の実態など）<br>☐実習内容と日程<br>☐実習時間（開始・終了時間、休憩時間、初日の集合時間と場所、交通手段など）<br>☐配属実習中の服装、髪型、身だしなみ<br>☐携行品<br>☐更衣室（ロッカー）や控え室などの使用方法<br>☐実習日誌の書き方、提出方法<br>☐事前の課題、準備<br>☐配属実習初日の提出物<br>☐給食費など実習に必要な実費負担と支払方法<br>☐遅刻・欠席、緊急時の連絡方法<br>☐<br>☐<br>☐<br>☐ | | |
| 配属実習中の携行品チェックリスト | ☐実習ノート<br>☐名札<br>☐日本食品標準成分表<br>☐食品交換表（糖尿病、腎臓病）<br>☐筆記用具<br>☐電卓<br>☐メモ帳<br>☐印鑑（出席簿に捺印するため）<br>☐白衣（調理室外用）<br>☐上靴（調理室外用：スニーカーなど）<br>☐着替え（調理室外用：シャツ、上着）<br>☐調理衣（調理室内用）<br>☐ズボン（調理室内用）<br>☐帽子（調理室内用） | ☐使い捨てネット帽子（調理室内用）<br>☐エプロン（布前掛け）<br>☐調理用靴（コックシューズ）<br>☐白長靴<br>☐ナイロンエプロン<br>☐紙マスク<br>☐包丁<br>☐健康保険証の写し（急病、けが、深い切り傷、やけどなどの診察）<br>☐必要経費（給食費、交通費など）<br>☐<br>☐<br>☐<br>☐ | |
| 配属実習初日の提出物 | ☐<br>☐<br>☐<br>☐ | | |

説明を受けた内容

# 実習日誌

（ 給食の運営 ・ 給食経営管理論 ・ 臨床栄養学 ）

学校名：＿＿＿＿＿＿＿＿＿＿＿＿＿＿　学籍番号：＿＿＿＿＿＿＿　氏名：＿＿＿＿＿＿＿＿

【　　日目】

| 日　　時 | 　年　　月　　日　　曜日　　時　　分　〜　　時　　分 |
|---|---|
| 本日の課題（目標） | |

| | 実習日課 | 実習内容 |
|---|---|---|
| 午前 | | |
| 午後 | | |

| 本日の代表的な献立 | 配膳図 |
|---|---|
|  |  |

| 栄養価 | エネルギー：_____ kcal　たんぱく質：_____ g　脂質：_____ g　食塩相当量：_____ g |
|---|---|
| エネルギー産生<br>栄養素バランス | P：_____ %E　　　F：_____ %E　　　C：_____ %E |

### 1日のまとめ（課題の達成度、反省点、考察など）

### 実習指導者からのコメント　　㊞

# 実習日誌

（ 給食の運営 ・ 給食経営管理論 ・ 臨床栄養学 ）

学校名：＿＿＿＿＿＿＿＿＿＿＿＿＿＿　学籍番号：＿＿＿＿＿＿＿　氏名：＿＿＿＿＿＿＿＿

【　　日目】

| 日　　時 | 年　　月　　日　　曜日　　時　　分　～　　時　　分 |
|---|---|
| 本日の課題（目標） | |

| | 実習日課 | 実習内容 |
|---|---|---|
| 午前 | | |
| 午後 | | |

| 本日の代表的な献立 | 配膳図 |
|---|---|
|  |  |

| 栄養価 | エネルギー：_____kcal　たんぱく質：_____g　脂質：_____g　食塩相当量：_____g |
|---|---|
| エネルギー産生栄養素バランス | P：_____%E　　　F：_____%E　　　C：_____%E |

### 1日のまとめ（課題の達成度、反省点、考察など）

### 実習指導者からのコメント　　㊞

# 実習日誌

（ 給食の運営 ・ 給食経営管理論 ・ 臨床栄養学 ）

学校名：＿＿＿＿＿＿＿＿＿＿＿＿＿＿　学籍番号：＿＿＿＿＿＿＿　氏名：＿＿＿＿＿＿＿＿＿

【　　日目】

| 日　時 | 年　　月　　日　　曜日　　時　　分　～　　時　　分 |
|---|---|
| 本日の課題（目標） | |

| | 実習日課 | 実習内容 |
|---|---|---|
| 午前 | | |
| 午後 | | |

| 本日の代表的な献立 | 配膳図 |
|---|---|
|  |  |

| 栄養価 | エネルギー：_____kcal　たんぱく質：_____g　脂質：_____g　食塩相当量：_____g |
|---|---|
| エネルギー産生栄養素バランス | P：_____%E　　　F：_____%E　　　C：_____%E |

### 1日のまとめ（課題の達成度、反省点、考察など）

### 実習指導者からのコメント　㊞

# 実習日誌

( 給食の運営 ・ 給食経営管理論 ・ 臨床栄養学 )

学校名：＿＿＿＿＿＿＿＿＿＿＿＿＿＿　学籍番号：＿＿＿＿＿＿＿　氏名：＿＿＿＿＿＿＿＿＿

【　　日目】

| 日　時 | 年　　月　　日　　曜日　　時　　分　～　　時　　分 |
|---|---|
| 本日の課題（目標） | |

| | 実習日課 | 実習内容 |
|---|---|---|
| 午前 | | |
| 午後 | | |

| 本日の代表的な献立 | 配膳図 |
|---|---|
|  |  |

| 栄養価 | エネルギー：＿＿＿＿kcal　たんぱく質：＿＿＿＿g　脂質：＿＿＿＿g　食塩相当量：＿＿＿＿g |
|---|---|
| エネルギー産生<br>栄養素バランス | P：＿＿＿＿＿＿％E　　　F：＿＿＿＿＿＿％E　　　C：＿＿＿＿＿＿％E |

### 1日のまとめ（課題の達成度、反省点、考察など）

### 実習指導者からのコメント　㊞

# 実習日誌

（ 給食の運営 ・ 給食経営管理論 ・ 臨床栄養学 ）

学校名：＿＿＿＿＿＿＿＿＿＿＿＿＿＿＿＿　学籍番号：＿＿＿＿＿＿＿＿　氏名：＿＿＿＿＿＿＿＿＿＿

【　　日目】

| 日　　時 | 　年　　月　　日　　曜日　　時　　分　～　　時　　分 |
|---|---|
| 本日の課題（目標） | |

| 実習日課 | 実習内容 |
|---|---|
| 午前 | |
| 午後 | |

| 本日の代表的な献立 | 配膳図 |
|---|---|
|  |  |

| 栄養価 | エネルギー：＿＿＿＿kcal　たんぱく質：＿＿＿＿g　脂質：＿＿＿＿g　食塩相当量：＿＿＿＿g |
|---|---|
| エネルギー産生<br>栄養素バランス | P：＿＿＿＿＿％E　　　F：＿＿＿＿＿％E　　　C：＿＿＿＿＿％E |

### 1日のまとめ（課題の達成度、反省点、考察など）

### 実習指導者からのコメント　㊞

# 実習日誌

（ 給食の運営 ・ 給食経営管理論 ・ 臨床栄養学 ）

学校名：＿＿＿＿＿＿＿＿＿＿＿＿＿＿　学籍番号：＿＿＿＿＿＿＿　氏名：＿＿＿＿＿＿＿＿

【　　日目】

| 日　時 | 年　　月　　日　　曜日　　時　　分　〜　　時　　分 |
|---|---|
| 本日の課題（目標） | |

| | 実習日課 | 実習内容 |
|---|---|---|
| 午前 | | |
| 午後 | | |

| 本日の代表的な献立 | 配膳図 |
|---|---|
|  |  |

| 栄養価 | エネルギー：＿＿＿＿kcal　たんぱく質：＿＿＿＿g　脂質：＿＿＿＿g　食塩相当量：＿＿＿＿g |
|---|---|
| エネルギー産生<br>栄養素バランス | P：＿＿＿＿＿％E　　　F：＿＿＿＿＿％E　　　C：＿＿＿＿＿％E |

### 1日のまとめ（課題の達成度、反省点、考察など）

### 実習指導者からのコメント　　㊞

( 給食の運営 ・ 給食経営管理論 ・ 臨床栄養学 )

# 実習日誌

学校名：＿＿＿＿＿＿＿＿＿＿＿　　学籍番号：＿＿＿＿＿＿　　氏名：＿＿＿＿＿＿＿＿

【　　日目】

| 日　時 | 　年　　月　　日　　曜日　　時　　分　～　　時　　分 |
|---|---|
| 本日の課題（目標） | |

| 実習日課 | 実習内容 |
|---|---|
| 午前 | |
| 午後 | |

| 本日の代表的な献立 | 配膳図 |
|---|---|
|  |  |

| 栄養価 | エネルギー：_____kcal　たんぱく質：_____g　脂質：_____g　食塩相当量：_____g |
|---|---|
| エネルギー産生栄養素バランス | P：_____％E　　F：_____％E　　C：_____％E |

### 1日のまとめ（課題の達成度、反省点、考察など）

### 実習指導者からのコメント　㊞

# 実習日誌

（ 給食の運営 ・ 給食経営管理論 ・ 臨床栄養学 ）

学校名：＿＿＿＿＿＿＿＿＿＿＿＿＿　　学籍番号：＿＿＿＿＿＿＿　　氏名：＿＿＿＿＿＿＿＿

【　　日目】

| 日　時 | 　年　　月　　日　　曜日　　時　　分　～　　時　　分 |
|---|---|
| 本日の課題（目標） | |

| 実習日課 | 実習内容 |
|---|---|
| 午前 | |
| 午後 | |

| 本日の代表的な献立 | 配膳図 |
|---|---|
|  |  |

| 栄養価 | エネルギー：_____kcal　たんぱく質：_____g　脂質：_____g　食塩相当量：_____g |
|---|---|
| エネルギー産生栄養素バランス | P：_____%E　　　F：_____%E　　　C：_____%E |

### 1日のまとめ（課題の達成度、反省点、考察など）

### 実習指導者からのコメント　㊞

# 実習日誌

（ 給食の運営 ・ 給食経営管理論 ・ 臨床栄養学 ）

学校名：＿＿＿＿＿＿＿＿＿＿＿＿＿＿　　学籍番号：＿＿＿＿＿＿＿＿　　氏名：＿＿＿＿＿＿＿＿＿＿

【　　日目】

| 日　　時 | 　　年　　月　　日　曜日　　時　　分　～　　時　　分 |
|---|---|
| 本日の課題（目標） | |

| | 実習日課 | 実習内容 |
|---|---|---|
| 午前 | | |
| 午後 | | |

| 本日の代表的な献立 | 配膳図 |
|---|---|
|  |  |

| 栄養価 | エネルギー：＿＿＿＿kcal　たんぱく質：＿＿＿＿g　脂質：＿＿＿＿g　食塩相当量：＿＿＿＿g |
|---|---|
| エネルギー産生栄養素バランス | P：＿＿＿＿＿％E　　　F：＿＿＿＿＿％E　　　C：＿＿＿＿＿％E |

### １日のまとめ（課題の達成度、反省点、考察など）

### 実習指導者からのコメント　㊞

# 実習日誌

( 給食の運営 ・ 給食経営管理論 ・ 臨床栄養学 )

学校名：＿＿＿＿＿＿＿＿＿＿＿＿＿　学籍番号：＿＿＿＿＿＿＿　氏名：＿＿＿＿＿＿＿＿

【　　日目】

| 日　時 | 年　　月　　日　　曜日　　時　　分　～　　時　　分 |
|---|---|
| 本日の課題（目標） | |

| 実習日課 | 実習内容 |
|---|---|
| 午前 | |
| 午後 | |

| 本日の代表的な献立 | 配膳図 |
|---|---|
|  |  |

| 栄養価 | エネルギー：＿＿＿＿kcal　たんぱく質：＿＿＿＿g　脂質：＿＿＿＿g　食塩相当量：＿＿＿＿g |
|---|---|
| エネルギー産生<br>栄養素バランス | P：＿＿＿＿＿％E　　　F：＿＿＿＿＿％E　　　C：＿＿＿＿＿％E |

### 1日のまとめ（課題の達成度、反省点、考察など）

### 実習指導者からのコメント　㊞

# 実習日誌

（ 給食の運営 ・ 給食経営管理論 ・ 臨床栄養学 ）

学校名：＿＿＿＿＿＿＿＿＿＿＿＿　　学籍番号：＿＿＿＿＿＿＿＿　　氏名：＿＿＿＿＿＿＿＿＿＿

【　　日目】

| 日　時 | 年　　月　　日　　曜日　　時　　分　～　　時　　分 |
|---|---|
| 本日の課題（目標） | |

| | 実習日課 | 実習内容 |
|---|---|---|
| 午前 | | |
| 午後 | | |

| 本日の代表的な献立 | 配膳図 |
|---|---|
|  |  |

| 栄養価 | エネルギー：_____kcal　たんぱく質：_____g　脂質：_____g　食塩相当量：_____g |
|---|---|
| エネルギー産生<br>栄養素バランス | P：_____％E　　　F：_____％E　　　C：_____％E |

### 1日のまとめ（課題の達成度、反省点、考察など）

### 実習指導者からのコメント　　㊞

# 実習日誌

（ 給食の運営 ・ 給食経営管理論 ・ 臨床栄養学 ）

学校名：＿＿＿＿＿＿＿＿＿＿＿＿＿＿　学籍番号：＿＿＿＿＿＿＿　氏名：＿＿＿＿＿＿＿＿＿

【　　日目】

| 日　　時 | 年　　月　　日　　曜日　　時　　分　～　　時　　分 |
|---|---|
| 本日の課題（目標） | |

| 実習日課 | 実習内容 |
|---|---|
| 午前 | |
| 午後 | |

| 本日の代表的な献立 | 配膳図 |
|---|---|
|  |  |

| 栄養価 | エネルギー：_____ kcal　たんぱく質：_____ g　脂質：_____ g　食塩相当量：_____ g |
|---|---|
| エネルギー産生<br>栄養素バランス | P：_____％E　　　F：_____％E　　　C：_____％E |

### 1日のまとめ（課題の達成度、反省点、考察など）

### 実習指導者からのコメント　　　　　　　　　　　　　　　　　　　　　　　　　　　㊞

# 実習日誌

（ 給食の運営 ・ 給食経営管理論 ・ 臨床栄養学 ）

学校名：＿＿＿＿＿＿＿＿＿＿＿＿＿　　学籍番号：＿＿＿＿＿＿＿　　氏名：＿＿＿＿＿＿＿＿

【　　日目】

| 日　時 | 年　　月　　日　　曜日　　時　　分　～　　時　　分 |
|---|---|
| 本日の課題（目標） | |

| 実習日課 | 実習内容 |
|---|---|
| 午前 | |
| 午後 | |

| 本日の代表的な献立 | 配膳図 |
|---|---|
|  |  |

| 栄養価 | エネルギー：＿＿＿＿kcal　たんぱく質：＿＿＿＿g　脂質：＿＿＿＿g　食塩相当量：＿＿＿＿g |
|---|---|
| エネルギー産生<br>栄養素バランス | P：＿＿＿＿％E　　　F：＿＿＿＿％E　　　C：＿＿＿＿％E |

### 1日のまとめ（課題の達成度、反省点、考察など）

### 実習指導者からのコメント　　　　　　　　　　　　　　　　　　　　　　　　　印

# 実習日誌

（ 給食の運営 ・ 給食経営管理論 ・ 臨床栄養学 ）

学校名：＿＿＿＿＿＿＿＿＿＿＿＿＿＿　学籍番号：＿＿＿＿＿＿＿　氏名：＿＿＿＿＿＿＿＿＿

【　　日目】

| 日　　時 | 　年　　　月　　　日　　曜日　　　時　　　分　～　　時　　　分 |
|---|---|
| 本日の課題（目標） | |

| 実習日課 | 実習内容 |
|---|---|
| 午前 | |
| 午後 | |

| 本日の代表的な献立 | 配膳図 |
|---|---|
|  |  |

| 栄養価 | エネルギー：＿＿＿kcal　たんぱく質：＿＿＿g　脂質：＿＿＿g　食塩相当量：＿＿＿g |
|---|---|
| エネルギー産生栄養素バランス | P：＿＿＿＿％E　　　F：＿＿＿＿％E　　　C：＿＿＿＿％E |

### 1日のまとめ（課題の達成度、反省点、考察など）

### 実習指導者からのコメント　　㊞

# 実習日誌

( 給食の運営 ・ 給食経営管理論 ・ 臨床栄養学 )

学校名：＿＿＿＿＿＿＿＿＿＿＿＿＿　学籍番号：＿＿＿＿＿＿＿　氏名：＿＿＿＿＿＿＿＿

【　　日目】

| 日　　時 | 　年　　月　　日　曜日　　時　　分　〜　　時　　分 |
|---|---|
| 本日の課題（目標） | |

| 実習日課 | 実習内容 |
|---|---|
| 午前 | |
| 午後 | |

| 本日の代表的な献立 | 配膳図 |
|---|---|
|  |  |

| 栄養価 | エネルギー：_____kcal　たんぱく質：_____g　脂質：_____g　食塩相当量：_____g |
|---|---|
| エネルギー産生栄養素バランス | P：_____%E　　F：_____%E　　C：_____%E |

### 1日のまとめ（課題の達成度、反省点、考察など）

### 実習指導者からのコメント　㊞

( 給食の運営 ・ 給食経営管理論 ・ 臨床栄養学 )

# 栄養食事指導見学記録 ( 個人 ・ 集団 )

学校名：＿＿＿＿＿＿＿＿＿＿＿＿＿＿＿　学籍番号：＿＿＿＿＿＿＿　氏名：＿＿＿＿＿＿＿＿

| 日　時 | | 　年　　月　　日　　曜日　　時　　分　〜　　時　　分 |
|---|---|---|
| 患者様情報 | 年　齢 | 　　　　　　　　　　歳　　性　別　　　　男　・　女 |
| 指示内容<br>（医　師） | 疾患名 | |
| | 栄養価 | エネルギー：＿＿＿kcal　たんぱく質：＿＿＿g　脂質：＿＿＿g |
| | エネルギー産生栄養素<br>バランス | P：＿＿＿％E　　　F：＿＿＿％E　　　C：＿＿＿％E |
| | その他の指示事項 | |

## 指導内容

................................................................................................
................................................................................................
................................................................................................
................................................................................................
................................................................................................
................................................................................................
................................................................................................
................................................................................................

## 臨床検査値

Glucose：＿＿＿＿＿mg/dL　　BUN：＿＿＿＿＿mg/dL　　ALB：＿＿＿＿＿g/dL
HbA1c：＿＿＿＿＿％　　　　　Cr：＿＿＿＿＿mg/dL　　　TP：＿＿＿＿＿g/dL
TG：＿＿＿＿＿mg/dL　　　　　UA：＿＿＿＿＿mg/dL
HDL-コレステロール：＿＿＿mg/dL　　AST：＿＿＿＿＿IU/L
LDL-コレステロール：＿＿＿mg/dL　　ALT：＿＿＿＿＿IU/L
総コレステロール：＿＿＿＿mg/dL　　γ-GTP：＿＿＿＿＿IU/L

## 感想・考察

................................................................................................
................................................................................................
................................................................................................
................................................................................................

( 給食の運営 ・ 給食経営管理論 ・ 臨床栄養学 )

# 栄養食事指導見学記録（ 個人 ・ 集団 ）

学校名：＿＿＿＿＿＿＿＿＿＿＿＿＿＿　学籍番号：＿＿＿＿＿＿＿　氏名：＿＿＿＿＿＿＿＿＿

| 日　時 | | 　年　　　月　　　日　　曜日　　　時　　分　～　　時　　分 |
|---|---|---|
| 患者様情報 | 年　齢 | 　　　　　　　　　歳　　　性　別　　　　男　・　女 |
| 指示内容<br>（医　師） | 疾患名 | |
| | 栄養価 | エネルギー：＿＿＿kcal　たんぱく質：＿＿＿g　脂質：＿＿＿g |
| | エネルギー産生栄養素<br>バランス | P：＿＿＿％E　　　F：＿＿＿％E　　　C：＿＿＿％E |
| | その他の指示事項 | |

### 指導内容

（記入欄）

### 臨床検査値

Glucose：＿＿＿＿＿mg/dL　　BUN：＿＿＿＿＿mg/dL　　ALB：＿＿＿＿＿g/dL
HbA1c：＿＿＿＿＿％　　　　Cr：＿＿＿＿＿mg/dL　　　TP：＿＿＿＿＿g/dL
TG：＿＿＿＿＿mg/dL　　　　UA：＿＿＿＿＿mg/dL
HDL-コレステロール：＿＿＿mg/dL　AST：＿＿＿＿＿IU/L
LDL-コレステロール：＿＿＿mg/dL　ALT：＿＿＿＿＿IU/L
総コレステロール：＿＿＿＿mg/dL　γ-GTP：＿＿＿＿＿IU/L

### 感想・考察

（記入欄）

(　給食の運営　・　給食経営管理論　・　臨床栄養学　)

# 栄養食事指導見学記録（　個人　・　集団　）

学校名：＿＿＿＿＿＿＿＿＿＿＿＿＿＿　学籍番号：＿＿＿＿＿＿＿　氏名：＿＿＿＿＿＿＿＿

| 日　　時 | 　　　　年　　　月　　　日　　曜日　　　時　　分　〜　　時　　分 | | |
|---|---|---|---|
| 患者様情報 | 年　齢 | 　　　　　　　　　歳　性　別 | 男　・　女 |
| 指示内容<br>（医　師） | 疾患名 | | |
| | 栄養価 | エネルギー：＿＿＿＿kcal　たんぱく質：＿＿＿g　脂質：＿＿＿g | |
| | エネルギー産生栄養素<br>バランス | P：＿＿＿＿％E　　　F：＿＿＿＿％E　　　C：＿＿＿＿％E | |
| | その他の指示事項 | | |

## 指導内容

＿＿＿＿＿＿＿＿＿＿＿＿＿＿＿＿＿＿＿＿＿＿＿＿＿＿＿＿＿＿＿＿＿＿＿＿＿＿＿＿＿＿＿＿
＿＿＿＿＿＿＿＿＿＿＿＿＿＿＿＿＿＿＿＿＿＿＿＿＿＿＿＿＿＿＿＿＿＿＿＿＿＿＿＿＿＿＿＿
＿＿＿＿＿＿＿＿＿＿＿＿＿＿＿＿＿＿＿＿＿＿＿＿＿＿＿＿＿＿＿＿＿＿＿＿＿＿＿＿＿＿＿＿
＿＿＿＿＿＿＿＿＿＿＿＿＿＿＿＿＿＿＿＿＿＿＿＿＿＿＿＿＿＿＿＿＿＿＿＿＿＿＿＿＿＿＿＿
＿＿＿＿＿＿＿＿＿＿＿＿＿＿＿＿＿＿＿＿＿＿＿＿＿＿＿＿＿＿＿＿＿＿＿＿＿＿＿＿＿＿＿＿
＿＿＿＿＿＿＿＿＿＿＿＿＿＿＿＿＿＿＿＿＿＿＿＿＿＿＿＿＿＿＿＿＿＿＿＿＿＿＿＿＿＿＿＿
＿＿＿＿＿＿＿＿＿＿＿＿＿＿＿＿＿＿＿＿＿＿＿＿＿＿＿＿＿＿＿＿＿＿＿＿＿＿＿＿＿＿＿＿
＿＿＿＿＿＿＿＿＿＿＿＿＿＿＿＿＿＿＿＿＿＿＿＿＿＿＿＿＿＿＿＿＿＿＿＿＿＿＿＿＿＿＿＿

## 臨床検査値

Glucose：＿＿＿＿＿＿mg/dL　BUN：＿＿＿＿＿＿mg/dL　ALB：＿＿＿＿＿＿g/dL
HbA1c：＿＿＿＿＿＿％　Cr：＿＿＿＿＿＿mg/dL　TP：＿＿＿＿＿＿g/dL
TG：＿＿＿＿＿＿mg/dL　UA：＿＿＿＿＿＿mg/dL
HDL-コレステロール：＿＿＿＿mg/dL　AST：＿＿＿＿＿＿IU/L
LDL-コレステロール：＿＿＿＿mg/dL　ALT：＿＿＿＿＿＿IU/L
総コレステロール：＿＿＿＿＿＿mg/dL　γ-GTP：＿＿＿＿＿＿IU/L

## 感想・考察

＿＿＿＿＿＿＿＿＿＿＿＿＿＿＿＿＿＿＿＿＿＿＿＿＿＿＿＿＿＿＿＿＿＿＿＿＿＿＿＿＿＿＿＿
＿＿＿＿＿＿＿＿＿＿＿＿＿＿＿＿＿＿＿＿＿＿＿＿＿＿＿＿＿＿＿＿＿＿＿＿＿＿＿＿＿＿＿＿
＿＿＿＿＿＿＿＿＿＿＿＿＿＿＿＿＿＿＿＿＿＿＿＿＿＿＿＿＿＿＿＿＿＿＿＿＿＿＿＿＿＿＿＿
＿＿＿＿＿＿＿＿＿＿＿＿＿＿＿＿＿＿＿＿＿＿＿＿＿＿＿＿＿＿＿＿＿＿＿＿＿＿＿＿＿＿＿＿

( 給食の運営 ・ 給食経営管理論 ・ 臨床栄養学 )

# 栄養食事指導見学記録 ( 個人 ・ 集団 )

学校名：_____　学籍番号：_____　氏名：_____

| 日　時 | | 　　年　　月　　日　　曜日　　時　　分　～　　時　　分 |
|---|---|---|
| 患者様情報 | 年　齢 | 　　　　　　　　歳　　　性　別　　　　男　・　女 |
| 指示内容<br>（医　師） | 疾患名 | |
| | 栄養価 | エネルギー：_____kcal　たんぱく質：_____g　脂質：_____g |
| | エネルギー産生栄養素<br>バランス | P：_____%E　　　F：_____%E　　　C：_____%E |
| | その他の指示事項 | |
| 指導内容 | | |
| 臨床検査値 | | |

Glucose：_____mg/dL　　BUN：_____mg/dL　　ALB：_____g/dL
HbA1c：_____%　　Cr：_____mg/dL　　TP：_____g/dL
TG：_____mg/dL　　UA：_____mg/dL
HDL-コレステロール：_____mg/dL　　AST：_____IU/L
LDL-コレステロール：_____mg/dL　　ALT：_____IU/L
総コレステロール：_____mg/dL　　γ-GTP：_____IU/L

| 感想・考察 |
|---|
| |

# 自己評価票

（ 給食の運営 ・ 給食経営管理論 ・ 臨床栄養学 ）

学校名：＿＿＿＿＿＿＿＿＿＿＿＿＿　学籍番号：＿＿＿＿＿＿＿　氏名：＿＿＿＿＿＿＿＿＿

実習を振り返って、以下の評価尺度に基づき、自己評価してみましょう。
5：よい　4：ややよい　3：普通　2：やや悪い　1：悪い

| 評価項目 | 評　価 |
|---|---|
| A．実習態度 | |
| 　1）自己の健康管理に留意することができたか | 5・4・3・2・1 |
| 　2）身だしなみを適切に保つことができたか | 5・4・3・2・1 |
| 　3）挨拶、返事、言葉遣い、礼儀作法が正しく行えたか | 5・4・3・2・1 |
| 　4）時間は守れたか | 5・4・3・2・1 |
| 　5）感謝の気持ちをもち、謙虚な姿勢で取り組むことができたか | 5・4・3・2・1 |
| 　6）常に目標をもち、自主的、積極的な態度で学ぶことができたか | 5・4・3・2・1 |
| 　7）守秘義務を遵守したか | 5・4・3・2・1 |
| 　8）安全・衛生管理に留意して行動することができたか | 5・4・3・2・1 |
| 　9）実習指導者への連絡・報告、記録の提出を速やかに行ったか | 5・4・3・2・1 |
| 　10）実習施設の方針、決まりに従うことができたか | 5・4・3・2・1 |
| 　11）実習指導者などの指導・助言を真摯に受け止め、自己改善に努めたか | 5・4・3・2・1 |
| 　12）実習施設の指導者や他の職員と適切な人間関係を保つことができたか | 5・4・3・2・1 |
| 所見 | |
| B．基本的知識・技術の実践的理解 | |
| 　13）実習施設の役割・機能について理解することができたか | 5・4・3・2・1 |
| 　14）栄養部門の役割・業務内容について理解することができたか | 5・4・3・2・1 |
| 　15）対象者とコミュニケーションを図り、積極的に関わることができたか | 5・4・3・2・1 |
| 　16）対象者を理解し、ニーズを把握することができたか | 5・4・3・2・1 |
| 　17）対象者やその家族に適切な行動・態度をとることができたか | 5・4・3・2・1 |
| 　18）管理栄養士・栄養士の役割・職務内容を理解することができたか | 5・4・3・2・1 |
| 　19）専門職間の連携、チームワークを理解することができたか | 5・4・3・2・1 |
| 所見 | |
| C．自己理解、実習目標の達成度 | |
| 　20）柔軟に計画を修正し、実習を計画的に進めることができたか | 5・4・3・2・1 |
| 　21）計画した実習テーマ・具体的達成課題、方法は適切であったか | 5・4・3・2・1 |
| 　22）課題への取り組みにあたって介入方法、進め方は適切であったか | 5・4・3・2・1 |
| 　23）発見した課題を明らかにし、解決に向けて取り組むことができたか | 5・4・3・2・1 |
| 　24）自己理解（資質、能力、技術）、職業観を深めることができたか | 5・4・3・2・1 |
| 所見 | |
| D．総合評価 | |

# 実習報告書

（ 給食の運営 ・ 給食経営管理論 ・ 臨床栄養学 ）

学校名：＿＿＿＿＿＿＿＿＿＿＿＿＿＿　学籍番号：＿＿＿＿＿＿＿　氏名：＿＿＿＿＿＿＿＿＿

| 実習所感（実習で学んだ内容、考察、反省点など） |
| --- |
| |

| 実習指導者所見 |
| --- |
| |

実習指導者署名 ＿＿＿＿＿＿＿＿＿＿＿＿＿ 印

学内担当者認印　印

# 公衆栄養学

| 実習機関名 | |
|---|---|
| 実習期間 | |
| 所在地 | 〒   − |
| 電話番号 | (      )      − |
| 実習指導者名 | |

学 校 名 _____

学籍番号 _____　　名　前 _____

(公衆栄養学)

# 実習日程表

学校名：＿＿＿＿＿＿＿＿＿＿＿＿＿　学籍番号：＿＿＿＿＿＿＿　氏名：＿＿＿＿＿＿＿＿

| 月日 | 実習内容 ||
|---|---|---|
| | 午前 | 午後 |
| 1日目<br>／<br>（　） | | |
| 2日目<br>／<br>（　） | | |
| 3日目<br>／<br>（　） | | |
| 4日目<br>／<br>（　） | | |
| 5日目<br>／<br>（　） | | |

備考

(公衆栄養学)

# 個人票

| 学 校 名 | | 学籍番号 | | 写真貼付 |
| --- | --- | --- | --- | --- |
| | | 学　　年 | | 縦4cm×横3cm |
| フリガナ | | | | 上半身・脱帽・正面 |
| 氏　　名 | | | | （裏に学籍番号、名前を書くこと） |
| 生年月日 | 年　　月　　日　（　　歳） | 性別 | 男　・　女 | |

| 現 住 所 | 〒　　―<br><br>電話番号：　自宅（　　　）　―　　　　携帯（　　　）　― |
| --- | --- |
| 実習機関名 | |
| 実習期間 | |
| 自己PR | |
| 特技・趣味 | |
| 健康状態 | |
| 備　　考 | |

＊実習終了後、要返却

(公衆栄養学)

# 評価票

学 校 名：_____

学籍番号：_____  氏名：_____

## 1. 出席簿・出欠状況 （実習生が出席日を記入し捺印する）

| 月　日　㊞ | 月　日　㊞ | 月　日　㊞ | 月　日　㊞ | 月　日　㊞ |
|---|---|---|---|---|
| 月　日　㊞ | 月　日　㊞ | 月　日　㊞ | 月　日　㊞ | 月　日　㊞ |
| 月　日　㊞ | 月　日　㊞ | 月　日　㊞ | 月　日　㊞ | 月　日　㊞ |
| 月　日　㊞ | 月　日　㊞ | 月　日　㊞ | 月　日　㊞ | 月　日　㊞ |

| 出席日数：　　日 | 欠席日数：　　日 | 遅刻回数：　　回 | 早退回数：　　回 |
|---|---|---|---|

## 2. 評　価 （実習指導管理者による評価）

以下の評価尺度に基づき、評価をお願い致します。
A：大変優れている　B：優れている　C：普通である　D：やや努力が不足している　E：努力が足りない

| 評価の観点 | 評　価 |
|---|---|
| 時間、指示、規則を守っていたか | A・B・C・D・E |
| 身だしなみが実習に適切であったか | A・B・C・D・E |
| 挨拶、言葉遣いが適切であったか | A・B・C・D・E |
| 諸注意を守り、節度・協調的態度であったか | A・B・C・D・E |
| 積極的に実習に取り組んでいたか | A・B・C・D・E |
| 仕事に責任感をもっていたか | A・B・C・D・E |
| 実習指導者への連絡・報告、記録の提出を速やかに行うことができたか | A・B・C・D・E |
| 実習目標（実習テーマや課題）は達成されたか | A・B・C・D・E |
| 総合評価 | A・B・C・D・E |
| お気づきの点がございましたら、ご記入をお願い致します。 | |

実習機関名：_____

評価日：　　　年　　月　　日

実習指導管理者（管理栄養士）名：_____ ㊞

(公衆栄養学)

# 実習計画書

学校名：＿＿＿＿＿＿＿＿＿＿＿＿＿＿　学籍番号：＿＿＿＿＿＿＿　氏名：＿＿＿＿＿＿＿＿

| | |
|---|---|
| 実習テーマ | |
| 私にとっての実習の意義 | |
| 実習の具体的達成課題と方法 | |
| 事前学習の内容と方法 | |

（公衆栄養学）

# 実習機関の概況表

学校名：＿＿＿＿＿＿＿＿＿＿＿＿＿＿＿　学籍番号：＿＿＿＿＿＿＿＿　氏名：＿＿＿＿＿＿＿＿

実習期間：＿＿＿＿＿＿＿＿＿＿＿＿＿＿＿＿＿＿＿＿＿＿＿＿＿＿＿＿＿＿＿＿＿＿＿＿＿＿＿＿

| 運営主体・実習機関名 | | 開　設 | 年　　月 |
|---|---|---|---|
| | | 実習機関の管理者名 | |
| 実習機関の法的基盤 | | 実習指導者名 | |
| 所　在　地 | 〒　－　　　　　　　　　　　　　　　　　　　　　　　　　　　　　　電話番号（　　　）　－ |||
| 実習機関の目的 | |||
| 保健所・保健センターの組織図 | |||
| 実習機関が管轄する地域の概況 | |||
| 健康・栄養に関連する主な計画の策定状況と事業の実施状況 | |||
| その他の特記事項 | |||

(公衆栄養学)

# 事前訪問記録

学校名：_____ 学籍番号：_____ 氏名：_____

| 運営主体・実習機関名 | | 実習指導者名 | |
|---|---|---|---|
| 訪問日時 | 年　月　日（　）　時　分 | 集合場所 | |
| 事前訪問時の提出物 | ☐<br>☐<br>☐<br>☐ | | |
| 実習機関までの経路・交通機関 | （所要時間：　　　分） | | |
| 実習期間 | | | |
| 事前訪問での確認事項 | ☐実習機関の概要（運営主体、沿革、理念・方針、事業内容、職員構成、地域住民の実態など）<br>☐実習内容と日程<br>☐実習時間（開始・終了時間、休憩時間、初日の集合時間と場所、交通手段など）<br>☐配属実習中の服装、髪型、身だしなみ<br>☐携行品<br>☐ロッカーや控え室などの使用方法<br>☐実習日誌の書き方、提出方法<br>☐事前の課題、準備<br>☐配属実習初日の提出物<br>☐実習に必要な実費負担と支払方法<br>☐遅刻・欠席、緊急時の連絡方法<br>☐<br>☐<br>☐<br>☐ | | |
| 配属実習中の携行品チェックリスト | ☐実習ノート<br>☐名札<br>☐筆記用具<br>☐電卓<br>☐メモ帳<br>☐印鑑（出席簿に捺印するため）<br>☐健康保険証の写し（急病、けがなどの診察）<br>☐必要経費（昼食代、交通費など）<br>☐<br>☐<br>☐<br>☐<br>☐ | | |
| 配属実習初日の提出物 | ☐<br>☐<br>☐<br>☐ | | |

説明を受けた内容

(公衆栄養学)

# 実習日誌

学校名：＿＿＿＿＿＿＿＿＿＿＿＿＿　学籍番号：＿＿＿＿＿＿＿　氏名：＿＿＿＿＿＿＿＿

【　　日目】

| 日　時 | 　年　　月　　日　　曜日　　時　　分　～　　時　　分 |
|---|---|
| 本日の課題（目標） | |

| | 実習日課 | 実習内容 |
|---|---|---|
| 午前 | | |
| 午後 | | |

| 1日のまとめ（課題の達成度、反省点、考察など） |
| --- |
| |

| 実習指導者からのコメント | 印 |
| --- | --- |
| | |

(公衆栄養学)

# 実習日誌

学校名：＿＿＿＿＿＿＿＿＿＿＿＿　　学籍番号：＿＿＿＿＿＿　　氏名：＿＿＿＿＿＿＿＿

【　　日目】

| 日　時 | 年　　月　　日　　曜日　　時　　分　～　　時　　分 |
|---|---|
| 本日の課題（目標） | |

| 実習日課 | 実習内容 |
|---|---|
| 午前 | |
| 午後 | |

| 1日のまとめ（課題の達成度、反省点、考察など） |
|---|
| |

| 実習指導者からのコメント | 印 |
|---|---|
| | |

(公衆栄養学)

# 実習日誌

学校名：＿＿＿＿＿＿＿＿＿＿＿＿＿　学籍番号：＿＿＿＿＿＿＿　氏名：＿＿＿＿＿＿＿＿

【　　日目】

| 日　時 | 　　年　　月　　日　　曜日　　時　　分　～　　時　　分 |
|---|---|
| 本日の課題（目標） | |

| 実習日課 | 実習内容 |
|---|---|
| 午前 | |
| 午後 | |

| 1日のまとめ（課題の達成度、反省点、考察など） |
|---|
| |

| 実習指導者からのコメント | 印 |
|---|---|
| | |

(公衆栄養学)

# 実習日誌

学校名：＿＿＿＿＿＿＿＿＿＿＿＿＿　学籍番号：＿＿＿＿＿＿＿　氏名：＿＿＿＿＿＿＿＿

【　　日目】

| 日　時 | 年　　月　　日　　曜日　　時　　分　～　　時　　分 |
|---|---|
| 本日の課題（目標） | |

| | 実習日課 | 実習内容 |
|---|---|---|
| 午前 | | |
| 午後 | | |

| 1日のまとめ（課題の達成度、反省点、考察など） |
|---|
| |

| 実習指導者からのコメント | 印 |
|---|---|
| | |

(公衆栄養学)

# 実習日誌

学校名：＿＿＿＿＿＿＿＿＿＿＿＿＿＿　　学籍番号：＿＿＿＿＿＿＿　　氏名：＿＿＿＿＿＿＿＿＿

【　　日目】

| 日　時 | 　年　　月　　日　　曜日　　時　　分　～　　時　　分 |
|---|---|
| 本日の課題（目標） | |

| 実習日課 | 実習内容 |
|---|---|
| 午前 | |
| 午後 | |

| 1日のまとめ（課題の達成度、反省点、考察など） |
|---|
|   |

| 実習指導者からのコメント | 印 |
|---|---|
|   |   |

(公衆栄養学)

# 自己評価票

学校名：＿＿＿＿＿＿＿＿＿＿＿＿　学籍番号：＿＿＿＿＿＿＿　氏名：＿＿＿＿＿＿＿＿

実習を振り返って、以下の評価尺度に基づき、自己評価してみましょう。
5：よい　4：ややよい　3：普通　2：やや悪い　1：悪い

| 評価項目 | 評　価 |
|---|---|
| A．実習態度 | |
| 　1）自己の健康管理に留意することができたか | 5・4・3・2・1 |
| 　2）身だしなみを適切に保つことができたか | 5・4・3・2・1 |
| 　3）挨拶、返事、言葉遣い、礼儀作法が正しく行えたか | 5・4・3・2・1 |
| 　4）時間は守れたか | 5・4・3・2・1 |
| 　5）感謝の気持ちをもち、謙虚な姿勢で取り組むことができたか | 5・4・3・2・1 |
| 　6）常に目標をもち、自主的、積極的な態度で学ぶことができたか | 5・4・3・2・1 |
| 　7）守秘義務を遵守したか | 5・4・3・2・1 |
| 　8）実習指導者への連絡・報告、記録の提出を速やかに行ったか | 5・4・3・2・1 |
| 　9）実習機関の方針、決まりに従うことができたか | 5・4・3・2・1 |
| 　10）実習指導者などの指導・助言を真摯に受け止め、自己改善に努めたか | 5・4・3・2・1 |
| 　11）実習機関の指導者や他の職員と適切な人間関係を保つことができたか | 5・4・3・2・1 |
| 所見 | |
| B．基本的知識・技術の実践的理解 | |
| 　12）実習機関の役割・機能について理解することができたか | 5・4・3・2・1 |
| 　13）管内の地域の特徴、社会資源について理解することができたか | 5・4・3・2・1 |
| 　14）管内の健康・栄養課題を地域の特徴と関連づけて把握できたか | 5・4・3・2・1 |
| 　15）各事業の法的根拠と目的、マネジメントの実際について理解できたか | 5・4・3・2・1 |
| 　16）行政栄養士の役割・職務内容を理解することができたか | 5・4・3・2・1 |
| 　17）関係機関や関係者の役割と調整・連携の実際について理解できたか | 5・4・3・2・1 |
| 所見 | |
| C．自己理解、実習目標の達成度 | |
| 　18）柔軟に計画を修正し、実習を計画的に進めることができたか | 5・4・3・2・1 |
| 　19）計画した実習テーマ・具体的達成課題、方法は適切であったか | 5・4・3・2・1 |
| 　20）課題への取り組みにあたって介入方法、進め方は適切であったか | 5・4・3・2・1 |
| 　21）発見した課題を明らかにし、解決に向けて取り組むことができたか | 5・4・3・2・1 |
| 　22）自己理解（資質、能力、技術）、職業観を深めることができたか | 5・4・3・2・1 |
| 所見 | |
| D．総合評価 | |

(公衆栄養学)

# 実習報告書

学校名：＿＿＿＿＿＿＿＿＿＿＿＿＿＿　学籍番号：＿＿＿＿＿＿＿＿＿　氏名：＿＿＿＿＿＿＿＿＿

| 実習所感（実習で学んだ内容、考察、反省点など） |
|---|
| |

| 実習指導者所見 |
|---|
| |

実習指導者署名 ＿＿＿＿＿＿＿＿＿＿＿＿　印

学内担当者認印　印